高职高专药学类专业实训教材

药用基础化学实训

主　编　俞晨秀　周建庆
副主编　庞　键　程国友　郑　杰

编　者（以姓氏笔画为序）
甘定娟（芜湖康奇制药有限公司）
吴　晟（安徽中医药高等专科学校）
李国喜（安徽医学高等专科学校）
郑　杰（滁州城市职业学院）
庞　键（铜陵职业技术学院）
周建庆（安徽医学高等专科学校）
周恩红（皖西卫生职业学院）
俞晨秀（安徽中医药高等专科学校）
程国友（合肥职业技术学院）
喻国欣（安徽双鹤药业有限责任公司）

东南大学出版社
SOUTHEAST UNIVERSITY PRESS
·南京·

图书在版编目(CIP)数据

药用基础化学实训 / 俞晨秀,周建庆主编. —南京:
东南大学出版社,2013.6
高职高专药学类专业实训教材 / 王润霞主编
ISBN 978-7-5641-4319-0

Ⅰ. ①药… Ⅱ. ①俞… ②周… Ⅲ. ①药物化学—高
等职业教育—教材 Ⅳ. ①R914

中国版本图书馆 CIP 数据核字(2013)第 138957 号

药用基础化学实训

出版发行	东南大学出版社
出 版 人	江建中
社　　址	南京市四牌楼 2 号
邮　　编	210096
经　　销	江苏省新华书店
印　　刷	南京京新印刷厂
开　　本	787 mm×1 092 mm　1/16
印　　张	12
字　　数	290 千字
版　　次	2013 年 6 月第 1 版　2013 年 6 月第 1 次印刷
书　　号	ISBN 978-7-5641-4319-0
定　　价	38.00 元

＊本社图书若有印装质量问题,请直接与营销部联系,电话:025—83791830。

高职高专药学类专业实训教材编审委员会
成 员 名 单

主 任 委 员：陈命家

副主任委员：方成武　王润霞　佘建华　程双幸

张伟群　曹元应　韦加庆　张又良

王 平　甘心红　朱道林

编委会成员：（以姓氏笔画为序）

王万荣　王甫成　刘 丽　刘 玮

刘修树　闫 波　江 勇　杨冬梅

宋海南　张宝成　范高福　郏枝花

周建庆　俞晨秀　夏成凯　徐 蓉

訾少锋　褚世居

秘 书 组：周建庆　胡中正

序

《教育部关于"十二五"职业教育教材建设的若干意见》(教职成〔2012〕9号)文中指出:"加强教材建设是提高职业教育人才培养质量的关键环节,职业教育教材是全面实施素质教育,按照德育为先、能力为重、全面发展、系统培养的要求,培养学生职业道德、职业技能、就业创业和继续学习能力的重要载体。加强教材建设是深化职业教育教学改革的有效途径,推进人才培养模式改革的重要条件,推动中高职协调发展的基础工程,对促进现代化职业教育体系建设、切实提高职业教育人才培养质量具有十分重要的作用。"按照教育部的指示精神,在安徽省教育厅的领导下,安徽省示范性高等职业技术院校合作委员会(A联盟)医药卫生类专业协作组组织全省10余所有关院校编写了《高职高专药学类实训系列教材》(共16本)和《高职高专护理类实训系列教材》(13本),旨在改革高职高专药学类专业和护理类专业人才培养模式,加强对学生实践能力和职业技能的培养,使学生毕业后能够很快地适应生产岗位和护理岗位的工作。

这两套实训教材的共同特点是:

1. 吸收了相关行业企业人员参加编写,体现行业发展要求,与职业标准和岗位要求对接,行业特点鲜明。

2. 根据生产企业典型产品的生产流程设计实验项目。每个项目的选取严格参照职业岗位标准,每个项目在实施过程中模拟职场化。护理专业实训分基础护理和专业护理,每项护理操作严格按照护理操作规程进行。

3. 每个项目以某一操作技术为核心,以基础技能和拓展技能为依托,整合教学内容,使内容编排有利于实施以项目导向为引领的实训教学改革,从而强化了学生的职业能力和自主学习能力。

4. 每本书在编写过程中,为了实现理论与实践有效地结合,使之更具有实践性,还邀请深度合作的制药公司、药物研究所、药物试验基地和具有丰富临床护理经验的行业专家参加指导和编写。

5. 这两套实训教材融合实训要求和岗位标准使之一体化，"教、学、做"相结合。在具体安排实训时，可根据各个学校的教学条件灵活采用书中体验式教学模式组织实训教学，使学生在"做中学"，在"学中做"；也可按照实训操作任务，以案例式教学模式组织教学。

成功组织出版这两套教材是我们通过编写教材促进高职教育改革、提高教学质量的一次尝试，也是安徽省高职教育分类管理和抱团发展的一项改革成果。我们相信通过这次教材的出版将会大大推动高职教育改革，提高实训质量，提高教师的实训水平。由于编写成套的实训教材是我们的首次尝试，一定存在许多不足之处，希望使用这两套实训教材的广大师生和读者给予批评指正，我们会根据读者的意见和行业发展的需要及时组织修订，不断提高教材质量。

在教材编写过程中，安徽省教育厅的领导给予了具体指导和帮助，A联盟成员各学校及其他兄弟院校、东南大学出版社都给予大力支持，在此一并表示诚挚的谢意。

安徽省示范性高等职业技术院校合作委员会

医药卫生协作组

前　言

　　本书由Ａ联盟联合东南大学出版社，组建了由行业企业专家、课程专家和教学专家组成的教材开发团队，为提高高职高专药学类专业的实验教学质量，有针对性地开发出的系列实训教材。

　　教材编写在遵循"三基五性"原则的前提下，结合药品服务领域和制药企业管理的特点，以职业能力为主线，充分考虑基础化学实验与药学等医药领域的联系，努力突出高等职业教育的特点，旨在满足高职高专办学需求。

　　本教材以能力培养为本位，按照能力培养模块构建教材的编写框架，以基础知识和技能→应用技能→综合实验→设计实验→创新趣味实验的能力培养过程安排实验顺序，特别是创设了创新趣味实验，增加了创新能力的培养训练。在实验项目的选取上，本教材以《国家高等职业学校药学专业教学标准》为准则，设计了能力项目下的工作任务形式，整合相应的知识和技能，使内容在"实用、够用"的前提下，努力做到"精准、全面"。在编写形式上，针对高职高专生源特点，采用步骤化、图像化的表达方式，弱化教材难度，同时设计了实验评分标准，充分体现"教中学、学中做、做中评"的思想。

　　本教材共有25个实验项目。任务一、四、十四由周建庆编写，任务二、九、十八由李国喜编写，任务三、十一由吴晟编写，任务五、二十三、二十四由俞晨秀编写，任务二十五由俞晨秀和吴晟共同编写，任务六、十三、二十一由周恩红编写，任务七、十二由程国友编写，任务八、十由郑杰编写，任务十五、十六由喻国欣编写，任务十七、二十、二十二由庞键编写，任务十九由甘定娟编写；附录由李国喜编写。

　　由于编写时间仓促，加上编者的认识和水平有限，教材中难免有错误及不足之处，恳请广大读者予以批评指正。

目　录

项目一　基本知识和技能

任务一　化学实验室基础知识及安全防范

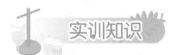

实训预习

1. 预习实验过程中怎样保持实验室的整洁,使用药品和试剂要注意哪些事项。
2. 预习怎样正确使用铬酸洗液、浓酸、浓碱、有刺激性或有毒气体、易挥发的液体。
3. 预习实验室怎样预防火灾、怎样正确使用灭火器。
4. 预习化学实验中如何避免割伤、烫伤、试剂腐蚀和试剂灼伤。
5. 预习化学实验中如何从自我做起,保护我们的生存环境。

实训目的

1. 掌握易燃、腐蚀性、浓酸、浓碱和有毒物品的正确使用技能。
2. 掌握实验室各种意外事故处理技能和自我保护技能。
3. 掌握实验废品、有毒污染物的回收和处理技能,使学生树立良好的环境保护意识。

实训知识

(一)实验室规程

1. 实验前应清点仪器,如发现仪器缺少或破损,应立即报告,按规定手续补领。实验时如有仪器损坏,按规定赔偿。未经教师同意,不得拿用别的位置上的仪器。

2. 实验时保持肃静,集中思想,认真操作,仔细观察现象,如实记录结果,积极思考问题。

3. 实验时应保持实验室和桌面清洁整齐。废纸和废液等应倒入废液缸,严禁倒入水槽内,以防水槽和下水道堵塞或腐蚀。

4. 爱护公物,小心使用仪器和设备,注意节约水和电。

5. 使用药品应注意下列几点：

（1）药品应按规定取用，如果书中未规定用量，应注意节约，尽量少用。

（2）取用固体药品时，注意勿使其撒落在实验台上。

（3）药品自瓶中取出后，不应倒回原瓶中，以免污染。

（4）试剂瓶用过后，应立即盖好，放回原处。

（5）各种试剂和药品，严禁拿到自己的实验桌上。

（6）实验后要回收的药品，应倒入指定的回收瓶中。

6. 使用精密仪器时必须严格按照操作规程进行操作，细心谨慎，如发现仪器有故障，应立即停止使用，及时报告指导教师。

7. 实验后，应将仪器洗刷干净，放回规定的位置，整理好桌面。

8. 值日生打扫整个实验室，最后负责检查水和电器是否关好，拉断电闸，关好门窗，经教师同意后才能离开实验室。

（二）实验室安全守则

化学药品中有很多是易燃、易爆、有腐蚀性或有毒的。所以在实验前应充分了解安全注意事项。在实验时，应在思想上重视安全问题，集中注意力，遵守操作规程，以避免事故的发生。

1. 实验室内严禁吸烟、饮食、打闹。

2. 实验结束后，应该细心洗手，以防化学药品中毒。水、电、气使用完毕立即关闭。最后离开实验室的人员应仔细检查室内的安全隐患。

3. 铬酸洗液、浓酸、浓碱等具有强腐蚀性的试液，应避免溅落在皮肤、衣服、书本上，更应防止溅入眼睛。

4. 注意安全操作，具体要求如下：

（1）对有刺激性或有毒气体的实验，应在通风橱内进行；取用浓盐酸、浓硝酸、易挥发的有机试剂等，也要在通风橱内进行。

（2）对易挥发和易燃物质的实验，应在远离火源的地方进行，最好在通风橱内进行。

（3）钾、钠、白磷因暴露在空气中易燃烧，所以钾、钠应保存在煤油中，白磷则可保存在水中。取用时，需用镊子。一些有机溶液（如乙醚、乙醇、丙酮、苯等）极易引燃，使用时必须远离明火，用毕即盖紧瓶塞。

（4）不纯的氢气遇火易爆炸，操作时必须严禁接近烟火。在点燃前，必须先检验并确保纯度。银氨溶液不能保存，因久置后也易爆炸。某些强氧化剂（如氯酸钾、硝酸钾、高锰酸钾等）或其混合物不能研磨，否则将引起爆炸。

（5）将玻璃管（棒）或温度计插入塞中时，应先检查塞孔大小是否合适，玻璃管两头是否平滑，并用布裹住或涂些甘油等润滑剂后旋转而入。握玻璃管（棒）的手应靠近塞子，防止因玻璃管折断而割伤皮肤。

（6）加热试管时，不要将试管口对着自己或别人，也不要俯视正在加热的液体，以免液体溅出受到伤害。

（7）嗅闻气体时，应用手轻拂气体，把少量气体扇向自己再闻。

（8）有毒试剂（如氰化物、汞盐、铅盐、钡盐、重铬酸钾等）不得进入口内或接触伤口，应回收统一处理。

（9）稀释浓硫酸时，应将浓硫酸慢慢注入水中，并不断搅动。切勿将水倒入浓硫酸中，以免迸溅，造成灼伤。

（10）估计可能发生危险的实验，在操作时应使用防护眼镜、面罩、手套等防护设备。

5. 实验室所有药品、仪器不得带出室外。

6. 实验完毕，应将实验桌整理干净，洗净双手，关闭水、电、煤气等阀门后才能离开实验室。

（三）意外事故的处理

1. 火灾的预防和着火处理

（1）实验中使用的有机溶剂大多是易燃的。因此，着火是化学实验中常见的事故。防火的基本原则是使火源与溶剂尽可能离得远些。盛有易燃有机溶剂的容器不得靠近火源，数量较多的易燃有机溶剂应放在危险药品橱内。

回流或蒸馏液体时应放沸石，以防溶液因过热暴沸而冲出。若在加热后发现未放沸石，则应停止加热，待稍冷后再放。否则在过热溶液中放入沸石会导致液体迅速沸腾，冲出瓶外而引起火灾。不要用火焰直接加热烧瓶，而应根据液体沸点高低使用石棉网、油浴或水浴。冷凝水要保持畅通，若冷凝管忘记通水，大量蒸气来不及冷凝而逸出也易造成火灾。

（2）易燃有机溶剂（特别是低沸点易燃溶剂）在室温时即具有较大的蒸气压。空气中混杂易燃有机溶剂的蒸气达到某一极限时，遇有明火即发生燃烧爆炸。而且，有机溶剂蒸气都较空气的比重大，会沿着桌面或地面飘移至较远处，或沉积在低洼处。因此，切勿将易燃溶剂倒入废液缸中，更不能用开口容器盛放易燃溶剂。倾倒易燃溶剂应远离火源，最好在通风橱中进行。蒸馏易燃溶剂（特别是低沸点易燃溶剂），整套装置勿漏气，接收器支管应与橡皮管相连，使余气通往水槽或室外。常用易燃溶剂蒸气爆炸极限见表 1-1。

表 1-1　常用易燃溶剂蒸气爆炸极限

名　称	沸点（℃）	闪燃点（℃）	爆炸范围（体积含量（%））
甲醇	64.96	11	6.72～36.50
乙醇	78.5	12	3.28～18.95
乙醚	34.51	−45	1.85～36.5
丙酮	56.2	−17.5	2.55～12.80
苯	80.1	−11	1.41～7.10

（3）使用易燃、易爆气体，如氢气、乙炔等时要保持室内空气畅通，严禁明火，并应防止一切火星的发生，如由于敲击、鞋钉摩擦、马达炭刷或电器开关等所产生的火花。易燃气体爆炸极限见表1－2。

表1－2　易燃气体爆炸极限

气　体	空气中的体积含量(%)
氢(H_2)	4～74
一氧化碳(CO)	12.50～74.20
氨(NH_3)	15～27
甲烷(CH_4)	4.5～13.1
乙炔($CH\equiv CH$)	2.5～80

（4）煤气开关应经常检查，并保持完好。煤气灯及其橡皮管在使用时亦应仔细检查。发现漏气应立即熄灭火源，打开窗户，用肥皂水检查漏气点。若不能自行解决，应急告有关单位马上抢修。

（5）常压操作时，应使全套装置有一定的地方通向大气，切勿造成密闭体系。减压蒸馏时，要用圆底烧瓶或吸滤瓶作接收器，不可用锥形瓶，否则可能会炸裂。加压操作时（如高压釜、封管等）应经常注意釜内压力有无超过安全负荷，选用封管的玻管厚度是否适当、管壁是否均匀，并要有一定的防护措施。

（6）有些有机化合物遇氧化剂时会发生猛烈爆炸或燃烧，操作时应特别小心。存放药品时，应将氯酸钾、过氧化物、浓硝酸等强氧化剂和有机药品分开存放。

（7）开启贮有挥发性液体的瓶塞和安瓿时，必须先充分冷却然后开启（开启安瓿时需要用布包裹），开启时瓶口必须指向无人处，以免由于液体喷溅而遭伤害。如遇瓶塞不易开启，必须注意瓶内贮物的性质，切不可贸然用水冷却或乱敲瓶塞等。

（8）有些实验可能生成有危险性的化合物，操作时需特别小心。有些类型的化合物具有爆炸性，如叠氮化物、干燥的重氮盐、硝酸酯、多硝基化合物等，使用时须严格遵守操作规程。有些有机化合物如醚或共轭烯烃，久置后会生成易爆炸的过氧化合物，须特殊处理后才能应用。

（9）如一旦发生了火灾，应保持沉着镇静，不必惊慌失措，并立即采取各种相应措施，以减少事故损失。首先，应立即熄灭附近所有火源（关闭煤气），切断电源，并移开附近的易燃物质。少量溶剂（几毫升）着火，可任其烧完；锥形瓶内溶剂着火可用石棉网或湿布盖熄；小火可用湿布或黄沙盖熄；火较大时应根据具体情况采用下列灭火器材（表1－3）：

表 1 - 3　实验室常用灭火器

灭火器类型	适用	使用注意事项
四氯化碳灭火器	装有四氯化碳。用来扑灭电器内或附近的火势	不能在狭小和通风不良的实验室中应用,因为四氯化碳在高温时生成剧毒的光气;此外,四氯化碳和金属钠接触也要发生爆炸
二氧化碳灭火器	有机实验室中最常用的一种灭火器,钢筒内装有压缩的液态二氧化碳。用来扑灭有机物及电器设备的火势	手不可以握住喇叭筒,因喷出的二氧化碳压力骤然降低,温度也骤降,手若握在喇叭筒上易被冻伤
泡沫灭火器	装有含发泡剂的碳酸氢钠溶液和硫酸铝溶液,使用时将筒身颠倒,两种溶液立即反应生成硫酸氢钠、氢氧化铝及大量二氧化碳	非大火通常不用泡沫灭火器,因后处理较麻烦

无论用何种灭火器,皆应从火的四周开始向中心扑灭。油浴和有机溶剂着火时绝对不能用水浇,因为这样反而会使火焰蔓延开来。若衣服着火,切勿奔跑,用厚的外衣包裹使熄灭。较严重者应躺在地上(以免火焰烧向头部)用防火毯紧紧包住,直至火熄灭,或打开附近的自来水开关用水冲淋熄灭。烧伤严重者应急送医疗单位。

2. **割伤**　取出伤口中的玻璃或固体物,用蒸馏水洗后涂上红药水,用绷带扎住。大伤口则应先按紧主血管以防止大量出血,急送医疗单位。

3. **烫伤**　轻伤涂以玉树油或鞣酸油膏,重伤涂以烫伤油膏后送医疗单位。

4. **试剂灼伤**

酸:立即用大量水洗,再以 3%～5%碳酸氢钠溶液洗,最后用水洗。严重时要消毒,拭干后涂烫伤油膏。如溅入眼内,先用大量水洗,再用 1%碳酸氢钠溶液洗。

碱:立即用大量水洗,再以 2%醋酸液洗,最后用水洗。严重时同上处理。如溅入眼内,先用大量水洗,再用 1%硼酸溶液洗。

溴:立即用大量水洗,再用酒精擦至无溴液存在为止,然后涂上甘油或烫伤油膏。如溅入眼内,先用大量水洗,再用 1%碳酸氢钠溶液洗。

钠:可见的小块用镊子移去,其余与碱灼伤处理相同。

玻璃:用镊子移去碎玻璃,或在盆中用水洗,切勿用手揉动。

5. **中毒**　溅入口中尚未咽下者应立即吐出,用大量水冲洗口腔。如已吞下,应根据毒物性质给以解毒剂,并立即送医疗单位。

腐蚀性毒物:对于强酸,先饮大量水,然后服用氢氧化铝膏、鸡蛋白;对于强碱,也应先饮大量水,然后服用醋、酸果汁、鸡蛋白。不论酸或碱中毒皆再给以牛奶灌注,不要吃呕吐剂。

刺激剂及神经性毒物:先给牛奶或鸡蛋白使之立即冲淡和缓和,再用一大匙硫酸镁(约30 g)溶于一杯水中催吐。有时也可用手指伸入喉部促使呕吐,然后立即送医疗单位。吸入气

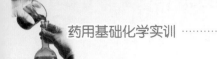

体中毒者,将中毒者移至室外,解开衣领及纽扣。吸入少量氯气或溴者,可用碳酸氢钠溶液漱口。

6. 触电预防和处理

(1) 使用电器时,应防止人体与电器导电部分直接接触,不能用湿的手或手握湿物接触电插头。为了防止触电,装置和设备的金属外壳等都应连接地线。实验后应切断电源,再将连接电源的插头拔下。

(2) 触电后,首先切断电源,施行人工呼吸或请医生救护。如果不便切断电源,可尽快用绝缘物(干木棒、干竹竿等)使触电者与电源隔离,然后进行救护。

7. 实验室急救用具 为处理事故需要,实验室应备有急救箱,内置以下一些物品:

(1) 绷带、纱布、棉花、橡皮膏、医用镊子、剪刀等。

(2) 凡士林、玉树油或鞣酸油膏、烫伤油膏及消毒剂等。

(3) 醋酸溶液(2%)、硼酸溶液(1%)、碳酸氢钠溶液(1%及饱和的)、酒精、甘油、红汞、甲紫等。

另外,还应备有四氯化碳灭火器、二氧化碳灭火器和泡沫灭火器。

(四)常见废物的处理

化学实验中经常会产生各种有毒的废气、废液和废渣(简称"三废")。如果对其不加处理而任意排放,不仅污染周围空气、水源和环境,造成公害,而且"三废"中的有用或贵重成分未能回收,在经济上也是个损失。因此化学实验室"三废"的处理是很重要的问题。

1. 有毒废气的排放 产生少量有毒气体的实验可在通风橱中进行,有毒气体通过排风设备可排至室外(被大量空气稀释),确保室内空气不被污染。产生大量有毒气体或剧毒气体的实验,必须有吸收或处理有毒气体的措施。例如 Cl_2、H_2S、SO_2、NO_2、HF、HCN 等酸性气体用碱液吸收后排放;NH_3 用 H_2SO_4 溶液吸收后排放;CO 可点燃转化为 CO_2 气体后再排放。

2. 废渣、废液的处理、回收 实验室中少量有毒废渣应集中深埋于指定的地点。有回收价值的废渣应回收利用。下面介绍几种常见废液的处理。

(1) 废酸(或废碱)液的处理:将含酸废液和含碱废液中和,剩余的酸或碱可用 NaOH[或 $Ca(OH)_2$]或 H_2SO_4 调至 pH=6~8 后排放。如果废酸液或废碱液中含废渣,应过滤后排放。

(2) 含铬废液的处理:含铬废液大多是含铬废洗液。一般有两种处理方法:一是在酸性含铬废液中加入 $FeSO_4$,将 Cr^{6+} 还原为 Cr^{3+},然后加入 NaOH(或 Na_2CO_3)调节溶液至 pH=6~8,加热至 80 ℃左右,通入适量空气,使 Cr^{3+} 以 $Cr(OH)_3$ 的形式与 $Fe(OH)_3$ 一起沉淀而除去。二是用 $KMnO_4$ 氧化法将含铬废洗液再生。方法是将废洗液在 110~130 ℃下浓缩,待冷却至室温后,加入 $KMnO_4$ 粉末,注意边加边搅拌至溶液呈微紫色为止,然后加热至有 SO_3 产生,停止加热。稍冷后用玻璃砂漏斗抽滤,除去沉淀物。滤液冷却后析出 CrO_3 沉淀。在含 CrO_3 沉淀的溶液中加入适量浓 H_2SO_4 后又制成洗液。

(3) 含氰废液的处理:少量含氰废液可用 NaOH 调节溶液的 pH,在 pH>10 的条件下加入适量 $KMnO_4$ 将 CN^- 氧化。较大量的含氰废液可用次氯酸盐进行处理。

　　(4) 含汞废液的处理:含汞废液处理方法较多,实验室处理少量含汞废液常采用化学沉淀法。此法是在含 Hg^{2+} 废液中加入 Na_2S,使 Hg^{2+} 成难溶的 HgS 后从废液中将其除去。

　　(5) 含重金属离子废液的处理:处理含重金属离子废液最经济、有效的方法是加入 Na_2S(或 $NaOH$),使重金属离子形成难溶性的硫化物(或氢氧化物)而分离除去。

　　(6) 含砷废液的处理:实验室中采用石灰法处理含砷废液。方法是在含砷废液中加入铁盐,并加入石灰乳使溶液至碱性,新生成的 $Fe(OH)_3$ 与难溶性的亚砷酸钙或砷酸钙发生共沉淀和吸附作用,从而除去砷。

$$As_2O_3 + Ca(OH)_2 = Ca(AsO_2)_2 \downarrow + H_2O$$

　　此外,还可利用硫化砷的难溶性,在含砷废液中通入 H_2S 或加入 Na_2S 除去含砷化合物。

(周建庆)

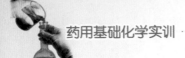

任务二　常用玻璃仪器的认识、洗涤、干燥

实训预习

1. 预习实验室常用玻璃仪器的名称和使用注意事项。
2. 预习常用玻璃仪器的洗涤和干燥方法。

实训目的

掌握试管、烧杯、烧瓶、锥形瓶、吸量管、移液管、容量瓶、滴定管等常见的各种玻璃仪器的正确洗涤方法和干燥技能。

实训原理

玻璃仪器是化学实验中必不可少的常用仪器,实验前后对玻璃仪器的洗涤是各种化学实验的必要环节。整洁干净的玻璃仪器既是实验室风貌和实验者素养的展示,又是实验成功和数据准确的基础。

玻璃仪器的洗涤原理是:选择合适溶剂,利用洗涤剂与污物间的化学反应或物理化学作用,使污物脱离器壁后与溶剂一起流走,最后用蒸馏水按"少量多次"原则洗涤干净。洁净玻璃仪器的标准是器壁透明且不挂水珠。

实训用物

1. 仪器　试管刷、烧杯刷、烧瓶刷、锥形瓶刷、滴定管、洗瓶。
2. 试剂　肥皂水、洗衣粉、去污粉、铬酸洗液、有机溶剂、蒸馏水。

实训操作

(一)玻璃仪器的认领

使用玻璃仪器皆应轻拿轻放,除试管等少数外都不能直接用火加热。锥形瓶不耐压,不能作减压用。厚壁玻璃器皿(如抽滤瓶)不耐热,故不能加热。广口容器(如烧杯)不能贮放有机溶剂。带活塞的玻璃器皿用过洗净后,在活塞与磨口间应垫上纸片,以防黏住。如已黏住可在磨口四周涂上润滑剂后用电吹风吹热风,或用水煮后再轻敲塞子,使之松开。反应用的仪器如烧杯、烧瓶或蒸馏用的仪器如蒸馏瓶等需加热时,可在石棉垫上或在水浴、油浴等上加热。而度量用的仪器如滴定管、容量瓶、量杯等,是不可加热的。

在有机合成实验中还常用带有标准磨口的玻璃仪器,统称标准磨口玻璃仪器。这种仪器可以和相同编号的标准磨口相互连接。这样,既可免去配塞子钻孔等手续,又能避免反应物或产物被软木塞(或橡皮塞)所沾污。

由于玻璃仪器容量大小及用途不一,故有不同编号的标准磨口。通常应用的标准磨口有10、14、19、24、29、34、40、50 等多种。这里的数字编号是指磨口最大端直径的毫米数。

使用标准口玻璃仪器时须注意:

1. 磨口处必须洁净,若黏有固体杂物,则使磨口对接不致密,导致漏气,若杂物很硬更会损坏磨口。

2. 用后应拆卸洗净。否则若长期放置,磨口的连接处常会黏牢,难以拆开。

3. 一般使用时磨口无需涂润滑剂,以免沾污反应物或产物。若反应中有强碱,则应涂润滑剂,以免磨口连接处因碱腐蚀黏牢而无法拆开。

4. 安装标准磨口玻璃仪器装置时应注意安装整齐、正确,使磨口连接处不受歪斜的应力,否则容易将仪器折断,特别在加热时,仪器受热,应力更大。

化学实验室常用的实验仪器如图 2-1。

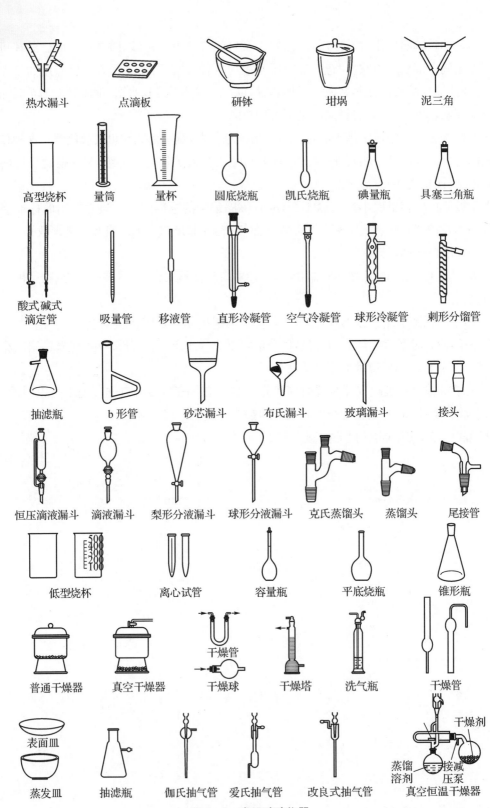

热水漏斗　　点滴板　　研钵　　坩埚　　泥三角

高型烧杯　量筒　量杯　圆底烧瓶　凯氏烧瓶　碘量瓶　具塞三角瓶

酸式碱式滴定管　吸量管　移液管　直形冷凝管　空气冷凝管　球形冷凝管　刺形分馏管

抽滤瓶　b形管　砂芯漏斗　布氏漏斗　玻璃漏斗　接头

恒压滴液漏斗　滴液漏斗　梨形分液漏斗　球形分液漏斗　克氏蒸馏头　蒸馏头　尾接管

低型烧杯　离心试管　容量瓶　平底烧瓶　锥形瓶

普通干燥器　真空干燥器　干燥管　干燥球　干燥塔　洗气瓶　干燥管

表面皿　蒸发皿　抽滤瓶　伽氏抽气管　爱氏抽气管　改良式抽气管　真空恒温干燥器

干燥剂　蒸馏溶剂　接减压泵

图2-1　常用玻璃仪器

（二）玻璃仪器的洗涤

附着在玻璃仪器上的污物一般有尘土、无机可溶性物质、无机难溶性物质、有机物质和油垢。洗涤时应针对不同的情况，选用合适的洗涤剂和洗涤方法，如用溶剂振荡洗涤、用洗涤剂浸泡洗涤等。

洗涤的一般顺序为：先自来水冲洗，如不行则用毛刷刷洗，毛刷洗不净则选择合适的溶剂振荡洗涤或浸泡，再不行则用铬酸洗液洗涤或浸泡等。洗净后的玻璃仪器要用自来水冲洗干净后，再用蒸馏水冲洗。

仪器是否洗净可通过器壁是否挂水珠来检查，玻璃仪器洗净标准：将洗净后的仪器倒置，如果器壁透明，内壁不挂水珠，则说明已洗净；如器壁有不透明处或内壁附着水珠或有油斑，则未洗净，应予重洗。有时玻璃仪器外面挂的水珠影响检查，可将仪器放在水龙头上，边冲水边观察。

下面介绍用毛刷刷洗常见的口径大小不同的玻璃仪器。

凡自来水不能冲洗干净的玻璃仪器，可选用毛刷刷洗，毛刷刷洗能洗掉仪器上的尘土、可溶性物质、对器壁附着力不强的不溶性物质，洗前选择大小合适、干净、完好的毛刷。常见的毛刷见图2-2。

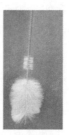
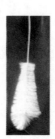
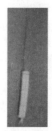

试管刷　　　烧杯刷　　　烧瓶刷　　　锥形瓶刷　　　滴定管刷

图2-2　实验室常用的毛刷

1. 试管、量筒的洗涤　在试管、量筒中加入少量自来水（仪器体积的1/3左右），分别用试管刷蘸取适量洗衣粉或去污粉，按照图2-3方式洗涤。

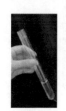
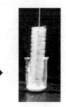
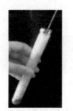
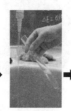
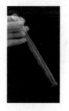
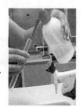

试管中加入
少量自来水　　试管刷蘸取
适量洗衣粉　　试管刷插入试管、
来回抽动数次　　自来水冲
洗试管　　洗至试管壁
不挂水珠　　用蒸馏水
冲洗2～3次

图2-3　试管的洗涤

2. 烧杯、烧瓶、锥形瓶的洗涤　烧杯、烧瓶、锥形瓶中加入少量自来水(仪器体积的1/3左右)，分别用烧杯刷、烧瓶刷、锥形瓶刷蘸取适量洗衣粉，插入容器内，按照图2-4、图2-5方式洗涤。

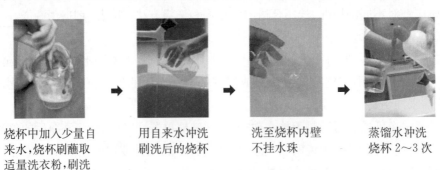

烧杯中加入少量自来水，烧杯刷蘸取适量洗衣粉，刷洗　　　用自来水冲洗刷洗后的烧杯　　　洗至烧杯内壁不挂水珠　　　蒸馏水冲洗烧杯2~3次

图2-4　烧杯的洗涤

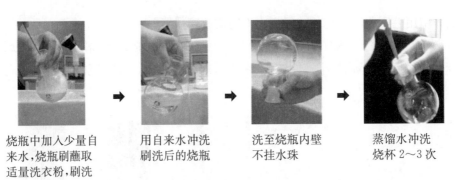

烧瓶中加入少量自来水，烧瓶刷蘸取适量洗衣粉，刷洗　　　用自来水冲洗刷洗后的烧瓶　　　洗至烧瓶内壁不挂水珠　　　蒸馏水冲洗烧杯2~3次

图2-5　烧瓶的洗涤

3. 滴定管的洗涤　酸式滴定管的洗涤可以采用以下几种方法清洗。

(1) 用自来水冲洗，如果不能冲洗干净，可采用图2-6的方法润洗。

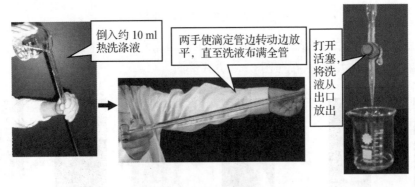

倒入约10 ml热洗涤液

两手使滴定管边转动边放平，直至洗液布满全管

打开活塞，将洗液从出口放出

图2-6　酸式滴定管的洗涤

(2) 如果上述方法不能洗净，才可以选用滴定管刷蘸洗涤剂刷洗。洗涤方法：滴定管中加入少量水(滴定管体积的1/3左右)，用滴定管刷蘸取适量洗衣粉或肥皂水(不能用去污粉)，从上端插入滴定管内，来回抽动数次，再用自来水冲洗刷洗后的仪器，洗至内壁不挂水珠，最后用

蒸馏水冲洗 2～3 次。

（3）用前面方法都不能洗净时,可在滴定管内倒入铬酸洗液 5～10 ml,采用图 2-6 的方法润洗,或用铬酸洗液浸泡洗涤。

碱式滴定管的洗涤与酸式滴定管洗涤方法基本相同,略有不同之处是:先取下滴定管下端的乳胶管,再倒置固定在滴定管夹上,倒置后的下端插入装有洗涤液或铬酸洗液的烧杯中,用洗耳球吸入洗涤液反复多次浸洗(图 2-7)。

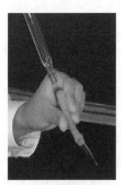
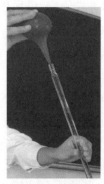

先取下乳胶管　　　　　　　再倒置用洗耳球,
　　　　　　　　　　　　　　吸入洗涤液浸洗

图 2-7 碱式滴定管洗涤

4. 容量瓶　用水冲洗后,如还不洁净,可倒入洗液并转动容量瓶,直至铬酸洗液布满整个容器或在容量瓶内倒入铬酸洗液浸泡。

5. 移液管、吸量管的洗涤　用自来水洗不干净的移液管或吸量管,可用洗耳球吸取洗涤液进行洗涤。吸取洗涤液至移液管的球部约 1/4 时,移出,将移液管边旋转边放平,荡洗,然后弃去。若污染严重,则可放在高型玻璃仪器内或大量筒内用洗涤液浸泡。

如果用上述方法也不能将其洗尽,可采用铬酸洗液润洗或浸泡。铬酸洗液洗涤后的废液有毒,易污染环境,使人致癌,最好是在其他方法不能洗净仪器时才采用。

上述仪器洗净后,将用过后的洗液仍倒入原贮存瓶中,器皿先用自来水冲洗干净,最后用蒸馏水冲洗 2～3 次。

说明:容量瓶、移液管、吸量管无法用刷子刷洗。

注意事项:

（1）仪器内壁上只留下一层既薄又均匀的水膜,不挂水珠,这表示仪器已洗净。

（2）已洗净的仪器不能用布或纸抹。

（3）不要未倒掉洗涤废液,就向仪器内注自来水进行冲洗。

（4）不要多只试管一起刷洗,其他仪器也是逐个洗涤。

（5）用水冲洗的原则是少量多次。

（6）精密的容量仪器(如吸量管、滴定管等)不能用去污粉洗刷内部,以免磨损器壁,使体积发生变化。

（三）铬酸洗液的配制与使用

铬酸洗液简称洗液，由浓硫酸和重铬酸钾溶液配制而成（配制方法：25 g 重铬酸钾溶于 50 ml 水中，加热溶解，冷却后往溶液中慢慢加入 450 ml 浓硫酸，边加边搅拌），呈深褐色，具有强酸性、强氧化性与强腐蚀性，对有机物和油污的洗涤力特强。它用于定量实验所用的一些仪器（如滴定管、移液管、容量瓶等）和某些形状特殊的仪器的洗涤。洗涤时先用水冲洗仪器，将仪器内的水尽量倒去，然后加入少量洗液，转动容器使其内壁全部为洗液润湿。稍等片刻后，将洗液倒回原瓶，再用自来水冲洗干净，最后用蒸馏水冲洗 2～3 次。

使用洗液时必须注意：

（1）使用洗液前最好先用洗衣粉、肥皂水、去污粉或其他溶剂洗涤仪器，上述方法不能将仪器洗净时，才用铬酸洗液进行洗涤。

（2）使用洗液前应尽量把仪器内的水去掉，以免将洗液稀释，影响洗涤效果。

（3）倒回原瓶内的洗液可重复使用。

（4）具有还原性的污物（如某些有机物物质），会将洗液中的重铬酸钾还原为硫酸铬，洗液的颜色则由原来的深褐色变为绿色，已变为绿色的洗液不能继续使用。

（5）洗液具有很强的腐蚀性，会灼伤皮肤和损坏衣物，如果不慎将洗液洒在皮肤、衣物和实验台上，应立即用水冲洗。

因铬的化合物有毒，易污染环境，近年来有人建议用王水洗涤玻璃仪器，效果很好，但王水不稳定，应该现用现配（1 体积浓 HNO_3 和 3 体积浓 HCl 混合）。

（四）仪器内沉淀垢迹的洗涤方法

在实验时，一些不溶于水的垢迹常常牢固地黏附在容器的内壁。对于这些垢迹须根据其性质选用适当的试剂，通过化学方法除去。几种常见垢迹的处理方法见表 2-1。

表 2-1　常见垢迹处理方法

垢　迹	处理方法
黏附在器壁上的 MnO_2、$Fe(OH)_3$、碱土金属的碳酸盐等	用盐酸处理，MnO_2 垢迹需用大于 6 mol/L 的盐酸处理
沉积在器壁上的银或铜	用硝酸处理
沉积在器壁上的难溶性银	一般用 $Na_2S_2O_3$ 溶液洗涤，Ag_2S 垢迹则需用热浓硝酸处理
黏附在器壁上的硫黄	用煮沸的石灰水处理
残留在容器内的 Na_2SO_4、$NaHSO_4$ 固体	加水煮沸使其溶解，趁热倒掉
不溶于水、不溶于酸或碱的有机物和胶质	用有机溶剂洗，如乙醇、丙酮、苯、四氯化碳、石油醚等
瓷研钵内的污迹	取少量食盐放在研钵内研洗，倒去食盐，再用水洗净
煤焦油污迹	用浓碱浸泡一天左右，再用水冲洗
蒸发皿内的污迹	浓盐酸或王水洗涤

（五）玻璃仪器的干燥

1. 晾干　让残留在仪器内壁的水分自然挥发而使仪器干燥。

2. 烘箱烘干　仪器口朝下,在烘箱的最下层放一陶瓷盘,接住从仪器上滴下来的水,以免水损坏电热丝。

3. 烤干　烧杯、蒸发皿等可放在石棉网上,用小火烤干,试管可用试管夹夹住,在火焰上来回移动,直至烤干,但管口须低于管底。

4. 气流烘干　试管、量筒等适合在气流烘干器上烘干。

5. 吹干　用吹风机(热风或冷风)直接吹干。如吹前先用易挥发的水溶性有机溶剂(如酒精、丙酮、乙醚等)淋洗一下,则干得更快。

注意:带有刻度的精密计量仪器,如量筒、容量瓶、吸量管、移液管、滴定管等不能用高温加热的方法进行干燥。

（李国喜）

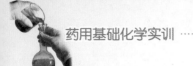

任务三 电光分析天平及电子天平的使用和维护

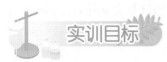
实训目标

1. 掌握电光分析天平及电子天平的使用方法，包括直接称量和差减称量法。
2. 熟悉电光分析天平及电子天平的基本操作。
3. 了解电光分析天平的基本构造，养成准确记录实验数据的习惯。

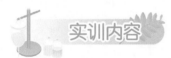
实训内容

（一）电光分析天平的原理

电光分析天平根据杠杆原理制成，通过光路系统将称量结果放大，精度可达到 0.000 1 g。按结构可分为半机械加码（半自动）和全机械加码（全自动）两种，最大称量值一般不超过 200 g。

半机械加码分析天平（图 3 - 1）基本构造包括以下几部分。

1. 天平梁 天平梁包括横梁、指针和缩微标尺（图 3 - 2）。横梁相当于杠杆，为提高精确度，在横梁上安装了三个三棱形玛瑙刀，正中间的刀口朝下，放在同样用玛瑙做成的刀承上，称为支点刀。另外两个与支点刀等距离装在横梁两侧，刀口朝上，用来挂天平盘，称为承重刀。刀口的尖锐程度决定了天平的灵敏度，使用时务必保护好刀口。

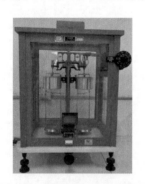

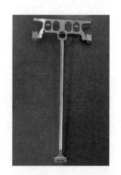

图 3 - 1 半机械加码分析天平 　　　　图 3 - 2 横梁、指针及缩微标尺

指针固定在横梁的中间，下端装有缩微标尺。当横梁摆动时，缩微标尺也随之摆动，光学系统（图 3 - 3）将微小的摆动放大后投影到光屏上进行读数。

2. 天平盘 天平盘包括吊耳、阻尼器及托盘。吊耳（图 3 - 4）用来悬挂阻尼器和托盘，并挂在承重刀上。称重时吊耳和承重刀相接触，不使用时吊耳和承重刀分离，有利于保护刀口。

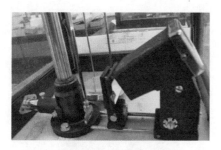

图 3-3　光学系统

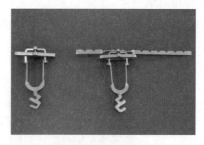

图 3-4　吊耳

阻尼器为两个铝制空圆盒相互契合,利用空气阻力避免天平盘出现较大幅度的摆动,同时降低摆动时间,减少称量对刀口的磨损。

3. 砝码和圈码　半机械加码电光分析天平加 1 g 以上重量采用砝码,按 50 g、20 g、20 g、10 g、5 g、2 g、2 g、1 g 组合。1 g 以下使用指数盘旋钮加圈码(图 3-5、图 3-6),能够将 10～990 mg 的重量加到右托盘上。

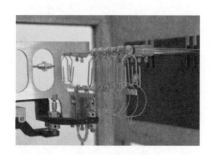

图 3-5　圈码

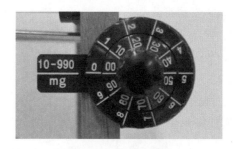

图 3-6　指数盘旋钮

4. 天平箱　天平箱包括箱体、支撑足和升降旋钮。箱体主要由玻璃组成,可防止气流、灰尘对称量结果的影响。

天平箱利用三个支撑足保持水平,其中后足固定,前两足通过螺旋调节水平位置,而判断水平需要观察顶部的气泡水平仪(图 3-7、图 3-8),如气泡处在圈内,则处在水平状态。

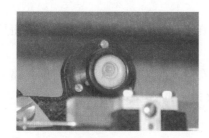

图 3-7　气泡水平仪(气泡处于圈内)

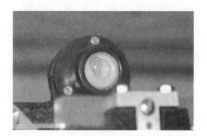

图 3-8　气泡水平仪(气泡处于圈外)

升降旋钮用来升降托梁架和盘托,同时可以打开光路系统的光源。称量时打开,支点刀和刀承接触,盘托下降,天平开始摆动,同时打开的光源将缩微标尺投影到光屏上。不使用时关闭,支点刀和刀承分离,盘托上升固定天平盘,光源切断。

全机械加码分析天平(图3-9)不用砝码,利用三个指数盘旋钮依次将$10\sim190$ g、$1\sim9$ g、$10\sim990$ mg的圈码加到托盘上。电子天平(图3-10)则通过显示屏直接显示读数。

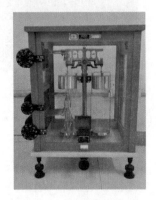

图3-9 全机械加码分析天平

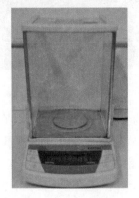

图3-10 电子天平

(二)实训用物

1. 仪器　半机械加码分析天平、电子天平、称量瓶。

2. 药品　固体NaCl。

(三)实训操作

1. 操作流程

实训操作流程见图3-11。

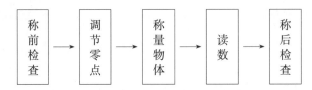

图3-11 操作流程

2. 半机械加码分析天平操作步骤

(1) 称前检查:称前检查天平放置是否水平、升降旋钮是否关闭、圈码的指数盘旋钮是否为零、托盘是否空置、箱门是否关闭等。

(2) 调节零点:缓慢打开升降旋钮,检查光屏是否有清晰的成像,如模糊可使用光路系统中的对焦调节器进行调节。清晰后在光屏上可看到缩微标尺的投影移动,待投影稳定后,通过转动升降旋钮下方的投影屏调节杆(图3-12)将光屏上的刻线与缩微标尺的0.00(图3-13)重合。如仍然无法重合,则需要调节天平梁上的平衡螺丝。

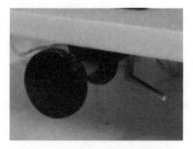

图 3-12　升降旋钮及投影屏调节杆

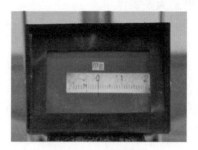

图 3-13　调节零点

（3）称量物体：先使用台秤粗称待测物，然后将待测物放入天平左盘中央，右盘则放入比粗称值稍大的砝码，缓慢打开升降旋钮，观察刻线和缩微标尺的相对位置。如果缩微标尺整体移动到刻线左侧无法读数，则所加砝码偏重，需要关闭升降旋钮后适当减重；反之则所加砝码偏轻需要加重。如果反复加减后仍无法读数，说明待测物和砝码重量之差在 1 g 以内，需要调节圈码直至刻线与缩微标尺某一读数重合。

用天平称量固体试样，一般采用直接法或差减法。

直接法适用于在空气中性质稳定、不易吸湿的固体试样。称量时左盘放已称重的容器，右盘根据待测物的质量加好砝码，然后逐步在左盘容器中加待测物，直至平衡。

差减法针对空气中不稳定或易吸湿的固体试样。在干燥称量瓶中装一定量的待测物称重记为 m_1，再从中倒出少许第二次称重记为 m_2，前后两次质量之差即为所取的待测物质量。

（4）读数：当光屏上的缩微标尺投影稳定后就可以读数。待测物的重量应包括砝码、圈码和缩微标尺三者读数的组合，公式为：

$$待测物重量＝砝码重量＋\frac{圈码重量}{1\,000}＋\frac{标尺读数}{1\,000}$$

结果精确到 0.000 1 g。如称量一干燥称量瓶，所加砝码 16 g，指数盘旋钮和缩微标尺的投影如下（图 3-14、图 3-15），则该称量瓶的质量为 16.887 6 g。

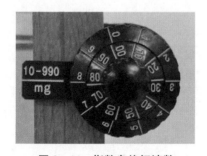

图 3-14　指数盘旋钮读数

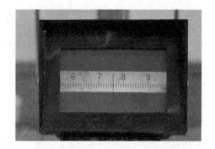

图 3-15　缩微标尺投影读数

（5）称后检查：称量完毕，记下待测物的重量。将待测物取出，砝码放回盒中，圈码恢复到 0.00 位置，拔下电源。

3. 电子天平操作步骤

（1）调节天平前端的支撑螺丝使天平水平，即气泡水平仪中气泡正好位于圆环的中央，操作同上。

（2）关闭两侧玻璃防风罩，接通电源后按"ON/OFF"开关键，操作之前预热 30 分钟。

（3）将干燥的空称量瓶放在天平上，听见蜂鸣声及显示示数稳定后，如前述实验中所使用的干燥空称量瓶质量显示为 16.887 8 g（图 3－16）。按"TARE"去皮键，此时的显示屏读数为"0.000 0 g"（图 3－17）。

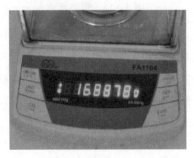

图 3－16　按"TARE"去皮键之前

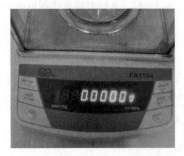

图 3－17　按"TARE"去皮键之后

（4）直接在称量瓶中加待测物，当显示示数稳定后，则显示为样品的实际重量。

（5）按"TARE"去皮键，听见蜂鸣声及归零时，可以开始第二次称量。同样可以采用直接法或差减法进行操作。

（6）关闭天平。

（四）实训结果

见表 3－1、表 3－2。

表 3－1　半机械加码分析天平 NaCl 称重练习

	1	2	3
直接法			
差减法	m_1	m_1	m_1
	m_2	m_2	m_2
	$m_1 - m_2$	$m_1 - m_2$	$m_1 - m_2$

表 3－2　电子天平 NaCl 称重练习

	1	2	3
直接法			
差减法	m_1	m_1	m_1
	m_2	m_2	m_2
	$m_1 - m_2$	$m_1 - m_2$	$m_1 - m_2$

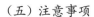

（五）注意事项

1. 天平不使用时应加盖绒布罩避免光线照射,放在固定的水平台面避免震动,箱体内定期放置吸湿变色干燥包保持干燥。

2. 不得在天平内称量热的或散发腐蚀性气体的物质,可待冷却至室温时称量。

3. 待测物不得超过天平的称量上限(一般为 200 g),称量时需要放在适当的容器中,如称量瓶、表面皿等。

4. 开关升降旋钮要轻缓。加减砝码或调节游码时均应关闭升降旋钮,只有读数时为打开状态,同时箱门必须关闭,避免气流影响。

5. 加减砝码必须用镊子夹取。使用称量瓶向外倒待测物时,应用纸条包住,避免直接用手接触影响称量结果。

6. 称量完毕,认真填写使用记录。用软毛刷清理天平内部及托盘,各部件应归位,关好箱门,盖上绒布罩,关闭电源。

 思考题

1. 在放置待测物或加减砝码时,应特别注意什么事项?

2. 用电光分析天平称量时,打开升降旋钮始终没有发现缩微标尺的投影在光屏上出现,此时待测物比砝码重还是轻?

3. 一同学用电光分析天平称量某物体,得出一组数据:1.340 0 g、1.340 g、1.340 00 g。请判断哪个是合理读数。

【电光分析天平及电子天平的使用和维护评分标准】

评分员：　　　　　班级：　　　　姓名：　　　　学号：　　　　得分：

项　目	分值	操作实施要点	得分及扣分依据
课前素质要求 （6分）	6	按时上课，着装整洁并穿白大褂，有实验预习报告	
操作过程 操作前准备（42分）	4	仪器齐全、完好（如果缺少未报告扣1分，未使用过仪器可在老师介绍后检查完好性）	
	10	检查水平：观察气泡水平仪、调节支撑足螺旋等（每项5分）	
	8	检查光路系统：观察光屏成像及清晰度、对焦等（每项4分）	
	20	检查零点：接通电源、缓慢打开升降旋钮、旋转投影屏调节杆、调节平衡螺丝、指数盘旋钮归零等（每项4分）	
操作中（42分）	10	使用台秤粗称	
	4	右托盘加比粗称值略重的砝码	
	12	打开升降旋钮，观察缩微标尺投影和刻线的相对位置，判断加减砝码及圈码（每项4分）	
	4	打开状态应关闭箱门	
	12	读数：稳定后读取，精确到0.0001 g准确记录（每项6分）	
操作后整理（8分）	8	台面整理，仪器清洗，有数据记录	
评价（2分）	2	态度认真，无串岗	
总分	100		

注：各校根据实验条件和学生情况酌情评分。

（吴　晟）

任务四   常见玻璃量器的使用及溶液配制

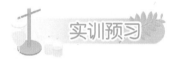

1. 预习如何正确使用容量瓶。
2. 预习溶液配制的步骤。
3. 预习如何正确使用移液管、吸量管。

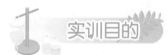

1. 掌握容量瓶的检漏、洗涤、定容、振荡等操作技能。
2. 掌握规范使用仪器配制溶液的方法和基本操作技能。
3. 掌握移液管和吸量管的检查、洗涤、润洗、准确移取液体的操作技能。

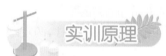

（一）一定质量分数溶液的配制

先根据所需配制溶液的质量和质量分数，计算所需固体溶质的质量，然后用台秤（对溶液浓度的准确度要求不高的）或分析天平（对溶液浓度的准确度要求比较高的）称取溶质。溶剂的质量＝溶液总质量—溶质的质量。然后将两者在烧杯中混合搅拌，使溶质完全溶解即可。

（二）一定物质的量浓度、质量浓度和体积分数溶液的配制

根据欲配制溶液的组成标度和所需体积计算出所需溶质的质量（g）或溶质的体积（ml），然后称取固体溶质（或用移液管量取液体溶质），置于烧杯（或容量瓶），加入适量溶剂，搅拌，使之完全溶解，然后加溶剂至所需体积，充分混合均匀即得。

（三）由浓溶液配制稀溶液

要配制的稀溶液的组成标度（c_2）和体积（V_2）以及浓溶液的组成标度（c_1）都是已知的，通过计算求出浓溶液的体积 V_1。将已知数据代入稀释公式 $c_1V_1＝c_2V_2$，即可求出 V_1。

以一定体积的溶液中溶质的量（质量、体积、物质的量）表示的溶液，可用稀释公式计算所需溶质的量。遇到用质量分数的溶液稀释时，不能直接利用稀释公式，因为质量分数与体积不能直接相乘，所以计算时要乘以密度，将体积换算成质量。公式为：

$$c(B)_1V_1＝c(B)_2V_2$$

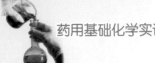
$$\rho(B)_1 V_1 = \rho(B)_2 V_2$$
$$\varphi(B)_1 V_1 = \varphi(B)_2 V_2$$
$$w(B)_1 m_1 = w(B)_2 m_2$$

对于用质量分数表示的溶液,量体积比称量质量方便,且对于浓度差别不是很大,稀的水溶液,用 $w(B)_1 V_1 = w(B)_2 V_2$ 计算,能够满足一般药学上的要求。

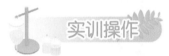

1. 仪器　电子天平、烧杯(50 ml、100 ml)、移液管(25 ml)、刻度吸管(5 ml)、容量瓶(100 ml、250 ml)、量筒(50 ml)、玻璃棒、细胶头滴管、洗瓶、洗耳球、滤纸。

2. 试剂　无水 Na_2CO_3、盐酸(0.200 0 mol/L)、乙醇(95%)、蒸馏水。

(一)容量瓶的使用

容量瓶是一种细颈梨形的平底玻璃瓶,带有磨口玻璃塞或塑料塞,颈上标有刻度线,表示在所指温度(一般为 20 ℃)时,液体充满至标线时的准确容积。通常有 25 ml、50 ml、100 ml、250 ml、500 ml 和 1 000 ml 等数种规格,实验中常用的是 100 ml 和 250 ml 的容量瓶。

容量瓶主要用于配制准确浓度的溶液或定量地稀释溶液,故常和电子天平、移液管、滴定管等精密仪器配合使用。

1. 容量瓶的准备

(1)检查刻度线距离瓶口是否太近。若太近,不便混匀溶液,则不宜使用。

(2)察看容量瓶塞是否系好。为避免容量瓶塞沾污或搞错,可用橡皮筋或细绳将瓶塞系在瓶颈上。当使用平顶的塑料塞时,可不用将其系在瓶颈上,操作时可将塞子倒置在桌面上放置。

(3)检查瓶塞是否漏水。容量瓶使用前应检查是否漏水,检查方法如下(图 4 - 1):

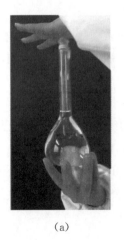 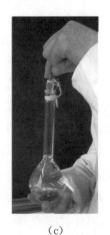

(a)　　　　　　　　　　(b)　　　　　　　　　　(c)

图 4 - 1　容量瓶漏水检查

注入自来水至标线附近,盖好瓶塞,将瓶外水珠拭净,用左手食指按住瓶塞,其余手指拿住瓶颈标线以上部分(或用左手手掌按住瓶塞),用右手指(不能用手掌)尖托住瓶底边缘,如图 4-1(a)所示。将瓶倒立 2 分钟,观察瓶塞周围是否有水渗出,如图 4-1(b)所示。如果不漏,将瓶直立,把瓶塞旋转 180°,如图 4-1(c)所示,再倒立 2 分钟,如不漏水,才可使用。

(4) 洗涤:应按照任务二的要求对容量瓶进行洗涤,先是尽可能只用自来水冲洗,必要时才用洗液浸洗。洗净的容量瓶内壁应不挂水珠,形成薄的均匀的水膜。

2. 溶液的配制　用容量瓶配制标准溶液或分析试液时,包括溶解、转移、定容、摇匀四个步骤,具体操作步骤如下。

(1) 溶解:将待溶固体(或液体)称好,置于小烧杯中,如图 4-2(a);加水或其他溶剂,如图 4-2(b);充分搅拌,使固体溶解,如图 4-2(c)。

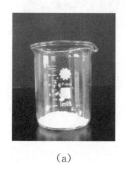　　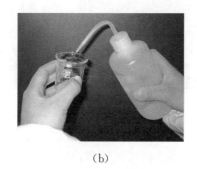　　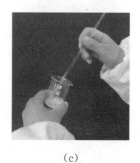

　　　　(a)　　　　　　　　　　　(b)　　　　　　　　　　　(c)

图 4-2　溶解操作

(2) 转移:右手拿玻璃棒,左手拿烧杯,玻璃棒则悬空伸入容量瓶口中(不要靠在容量瓶口的磨口处),棒的下端应靠在瓶颈内壁上,使烧杯嘴紧靠玻璃棒,缓慢地倾倒溶液,使溶液沿玻璃棒缓慢地流入容量瓶中,如图 4-3(a);烧杯中溶液流完后,使烧杯嘴轻轻沿玻璃上移至烧杯直立,使得烧杯嘴处的少量液体回到烧杯中,同时将玻璃棒从容量瓶中提出,放回烧杯中,如图 4-3(b);用洗瓶吹洗玻璃棒和烧杯内壁,如图 4-3(c);再将溶液按上述方法定量转入容量瓶中。如此吹洗、转移溶液的操作最少重复 3 次以上。

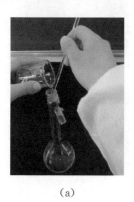　　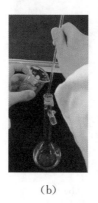　　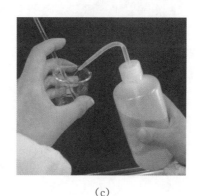

　　　　(a)　　　　　　　　　　　(b)　　　　　　　　　　　(c)

图 4-3　转移操作

（3）定容：加水至容量瓶容积的 2/3～3/4；用右手食指和中指夹住瓶塞的扁头，将容量瓶拿起，按同一方向摇动几周，如图 4-4(a)；继续加水至容量瓶内液面距离刻度线约 1 cm 处；容量瓶放在实验台上，静置，等待 1～2 分钟；左手提起容量瓶（手指拎起瓶的颈部，食指和中指夹住瓶塞的扁头），使容量瓶保持竖直，右手挤压胶头滴管，挤压胶头滴管时胶头滴管应保持竖直，且胶头滴管不要插入容量瓶口沿以下，眼睛应平视前方，刻度线与眼睛必须在同一水平线上，如图 4-4(b)；加蒸馏水至容量瓶内液体凹面下边缘与刻度线刚好相切时为止，如图 4-4(c)。

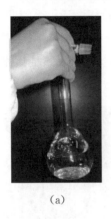 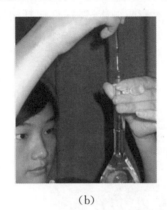 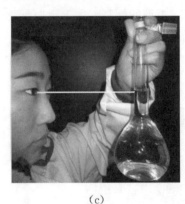

（a） （b） （c）

图 4-4 定容部分操作

（4）摇匀：盖上干的瓶塞，用左手食指按住瓶塞，其余手指拿住瓶颈标线以上部分（或用左手手掌按住瓶塞），用右手指（不能用手掌）尖托住瓶底边缘，如图 4-5(a)；容量瓶倒转，使气泡上升到顶，振荡溶液，然后将瓶直立，再将瓶倒转，使气泡上升到顶部，振荡溶液，如此反复 10 次左右，如图 4-5(b)；将容量瓶放好，将瓶塞旋转 180°左右，再按上述方法振荡 5 次即可；如配好的溶液随即就用，可将溶液临时盛在容量瓶中，如溶液长时间不用，将溶液装入试剂瓶，贴上标签，如图 4-5(c)。

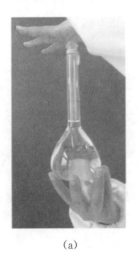 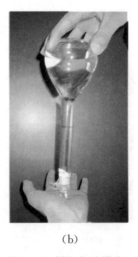 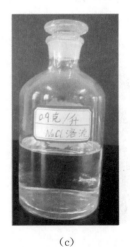

（a） （b） （c）

图 4-5 摇匀部分操作

（二）移液管、吸量管的使用

移液管是准确移取一定体积溶液的仪器,它是一根中间有一膨大部分的细长玻璃管,其下端为尖嘴状,上端管颈处刻有一条标线,是所移取的准确体积的标志,常用的移液管有 5 ml、10 ml、25 ml 和 50 ml 等规格。吸量管也叫刻度吸管,是具有分刻度的玻璃管,如图 4-6 所示。吸量管一般只用于量取小体积的溶液,常用的吸量管有 1 ml、2 ml、5 ml、10 ml 等规格。移液管和吸量管所移取的体积通常可准确到 0.01 ml,但吸量管的准确度不如移液管。

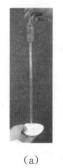

图 4-6 移液管、
吸量管

1. 移液管的使用

（1）使用前准备:移液管使用前应检查管尖是否有破损,管尖破损的移液管是不能用于准确量取液体的。移液管使用前应按任务二的要求对其进行洗涤,先是尽可能只用自来水冲洗,必要时才用洗液浸洗,洗净的移液管内壁应不挂水珠,形成厚薄均匀的水膜。再用蒸馏水将移液管淋洗干净(用洗瓶从管的上口吹洗,并用洗瓶吹洗管尖的外壁)。

（2）润洗:移取溶液前必须用待移取溶液润洗移液管至少 3 次,润洗步骤包括润洗前、润洗中、烧杯润洗,具体操作步骤如下:

1）润洗前:先用滤纸片将管的尖端内外残留的水吸干,如图 4-7(a);将 15～20 ml 的溶液倒入洗净的小烧杯,如图 4-7(b);左手持洗耳球,并先挤压洗耳球,如图 4-7(c);右手的拇指和中指拿住移液管标线以上的部分,无名指和小指辅助拿住移液管,如图 4-7(d)。

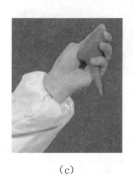
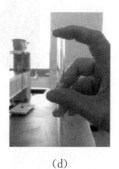

（a）　　　　　（b）　　　　　（c）　　　　　（d）

图 4-7 润洗前操作

2）润洗中:将洗耳球对准移液管上端,如图 4-8(a);移液管的管尖插入溶液中吸取,待吸液吸至球部的约 1/4 处时(注意,勿使溶液回流),移出,如图 4-8(b);将移液管边旋转边放平,使溶液润洗到整个移液管,如图 4-8(c)。

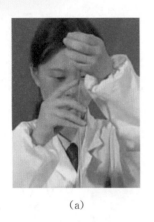
(a)

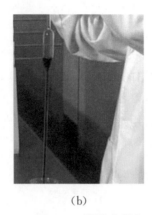
(b)

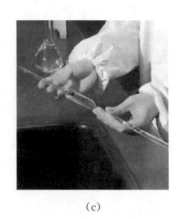
(c)

图 4-8 润洗中操作

3)烧杯润洗:将移液管内液体放出,冲洗烧杯内壁,如图 4-9(a);烧杯放平并旋转,使溶液润洗整个烧杯内壁,最后弃去溶液,如图 4-9(b);如此反复最少 3 次。注意:每次润洗前都要用滤纸将管的尖端内外残留的液体吸干,润洗过的溶液应从移液管尖放出。润洗这一步骤很重要!!

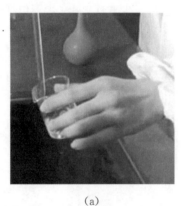
(a)

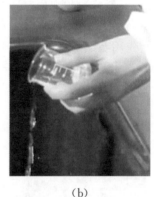
(b)

图 4-9 烧杯润洗操作

(3)移取溶液:移取溶液包括移取前操作、吸液、读数、放溶液四步骤,具体操作步骤如下。

1)移取前操作:在移液管插入溶液前应用滤纸擦干管尖内外的液体,将一定的溶液倒入润洗过的小烧杯,左手持洗耳球,右手持移液管,将移液管插入溶液中。

2)吸液:管尖插入待吸溶液液面以下 1~2 cm 处,管尖不应伸入太浅,以免液面下降时造成吸空;也不应伸入太深,以免移液管外壁沾带溶液较多,如图 4-10(a)。吸液时,应注意容器中液面和管尖的位置,应使管尖随液面下降而下降,洗耳球慢慢放松时,管中的液面徐徐上升,液面上升至标线以上时,迅速移去洗耳球,与此同时,用右手食指快速堵住管口。将移液管提离液面,用滤纸擦干管尖下部,以除去管外壁上的溶液,如图 4-10(b)。

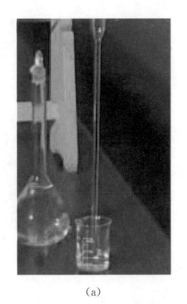 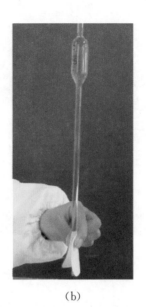

(a)　　　　　　　　　　　　　　　　(b)

图 4‑10　吸液操作

3）读数：使容器倾斜约 30°，其内壁与移液管尖紧贴，此时移液管必须保持竖直，如图 4‑11（a）；眼睛平视前方，调整刻度线高度，使刻度线与眼睛在同一水平线上，如图 4‑11（b）；右手食指轻轻松动，使液面缓慢下降，直到视线平视时弯月面与标线刚好相切，这时立即用食指按紧管口，如图 4‑11（c）。整个过程中，移液管必须保持竖直！否则会影响量取体积的准确性。

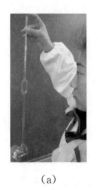 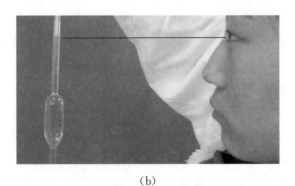 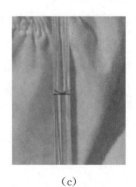

(a)　　　　　　　　　　　　(b)　　　　　　　　　　　　(c)

图 4‑11　读数操作

4）放溶液：移开吸取溶液的容器，左手改拿接收溶液的容器，并将接收容器倾斜，使内壁紧贴移液管尖，成 30°左右，移液管保持垂直状态。放松右手食指，使溶液自然地沿壁流下，如图 4‑12（a）；待液面下降到管尖后，等 15 秒左右，取出移液管，如图 4‑12（b）。

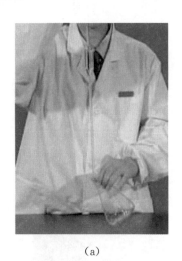
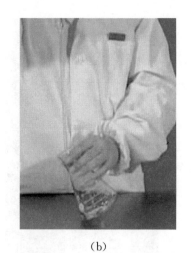

（a） （b）

图 4－12 放溶液操作

上述操作步骤完成后,可见管尖部位仍留有少量溶液,对此,除特别注明"吹"字的移液管外,一般此管尖部位留存的溶液是不能吹入接收容器中的。但必须指出,由于一些仪器管口尖部做得不很圆滑,因此可能会由于靠接收容器内壁的管尖部位不同而留存在管尖部位的体积有大小的变化,为此,可在等 15 秒后,将管身往左右旋动一下,这样管尖部分每次留存的体积将会基本相同,不会导致平行测定时有过大误差。

用吸量管吸取溶液时,大体与上述操作相同。但吸量管上常标有"吹"字,特别是 1 ml 以下的吸量管尤其如此,对此,要特别注意。实验中,要尽量使用同一支吸量管,以免带来误差。同时吸量管的分刻度有的刻到末端收缩部分,有的只刻到距尖端 1～2 cm 处。

在同一实验中,应尽量使用同一根吸量管的同一段,通常尽可能使用上面部分,而不用末端收缩部分。例如,用 5 ml 的吸量管移取 3.00 ml 溶液,通常让溶液自 0.00 ml 流至 3.00 ml,而不是从 2.00 ml 分刻度流到末端。

（三）量筒的使用

1. **量筒的选择** 量筒是量度液体体积的仪器,其规格是以其所能量度的最大容量（ml）表示,常用的有 5 ml、10 ml、25 ml、50 ml、100 ml、250 ml、500 ml、1 000 ml 等。绝大多数的量筒每小格是量筒容量的 1/100,少数为 1/50。例如:10 ml 量筒每小格表示 0.1 ml,而 50 ml 量筒有每小格表示 1 ml 或 0.5 ml 的两种规格。可见量筒越大,管径越粗,其准确度越小,读数误差也越大。所以,实验中应根据所取溶液的体积,尽量选用能一次量取的最小规格的量筒。分次量取引起误差较大。如量取 7 ml 液体,应选用 10 ml 量筒,而不要选取 25 ml 量筒。量筒没有"0"的刻度,一般起始刻度为总容积的 1/10 或 1/20。

2. **量筒的使用** 向量筒里注入液体时,应左手拿住量筒,使量筒略倾斜,右手拿试剂瓶,标签对准手心,使瓶口紧挨着量筒口,使液体缓缓流入。待注入的量比所需要的量略少时,把量筒放平,改用胶头滴管滴加到所需要的量。

注入液体后,要等1~2分钟,使附着在内壁上的液体流下来,再读取数值。否则,读出的数值将偏小。读数时,应把量筒放在平整的桌面上,视线、刻度线与量筒内液体的凹液面最低处三者保持水平。

使用量筒时要注意:因为量筒的误差较大,所以它一般只能在准确度要求不高的情况下使用,通常可以应用于定性分析和粗略的定量分析实验。因为量筒是粗量器,在倒出所量取的液体时,总会有少量附着在内壁上而无法倒出,其误差的大小已经和其最小刻度差相同,所以估读值再准确也无多大意义。10 ml 及 10 ml 以下的量筒一般不需读取估读值,可以直接读取到0.1 ml,规格大于 10 ml 的量筒一般需要读取估读值,若不读取,误差反而更大,因此,10 ml 以上的量筒要保留一位估读值。

读取量筒的数据时,若液面是凹液面,视线应以凹液面底部为准;若液面是凸液面,视线应以凸液面顶部为准。

量筒的刻度是指温度在 20 ℃时的体积数。温度升高,量筒发生热膨胀使刻度不准确,因此量筒不能加热,也不能量取过热的液体,更不能在量筒中进行化学反应或配制溶液。

常见玻璃量器除上述几种外,还有滴定管、烧杯和锥形瓶。滴定管的使用将在后续的实验中学习。下面简要介绍烧杯和锥形瓶的使用。烧杯主要用于做简单化学反应的反应容器,溶解、结晶某些物质,盛取、蒸发浓缩或加热溶液等。烧杯外壁有刻度时,可粗略估计其内的溶液体积,但其估计的体积误差较大。有的烧杯在外壁上会有一小白块,在此白块内可以用铅笔写字描述所盛物的名称。

锥形瓶为平底窄口的锥形容器,一般使用于滴定实验中,通过摇动它来使滴定反应快速地完成。锥形瓶亦可用于普通实验中,制取气体或作为反应容器。锥形瓶外壁有的也有刻度,可粗略估计其内的溶液体积,但其估计的体积误差也很大。

(四)操作流程

操作流程见图 4 - 13。

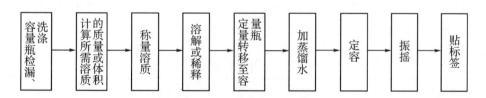

图 4 - 13 溶液配制操作流程图

(五)操作步骤

1. 检查容量瓶的塞子是否系好,对容量瓶进行检漏,再用自来水、蒸馏水先后洗涤容量瓶、移液管、刻度吸管、烧杯、玻璃棒、胶头滴管等玻璃仪器。

2. 配制浓度为 0.010 0 mol/L 的 Na_2CO_3 溶液 250 ml。

（1）计算配制 0.010 0 mol /L 的 Na_2CO_3 溶液 250 ml，需要称取无水 Na_2CO_3 _____ g。

（2）在电子天平上称取无水 Na_2CO_3 _____ g，置于小烧杯中，加水搅拌至完全溶解，转移到 250 ml 容量瓶中，再用少量蒸馏水洗涤烧杯、玻璃棒 3 次，并把洗涤水一并转入容量瓶中，然后加水至容量瓶容积的 2/3～3/4 时，用右手食指和中指夹住瓶塞的扁头，将容量瓶拿起，平摇。加蒸馏水到标线，振摇、混匀即得。将配好的溶液倒入试剂瓶，贴上标签。

3. 用 0.200 0 mol/L 的盐酸配制 0.050 0 mol/L 的盐酸 100 ml。

（1）计算需移取 0.200 0 mol/L 的盐酸 _____ ml。

（2）用盐酸润洗移液管最少 3 次，每次润洗前用滤纸将管尖内外残留的液体吸干。

（3）用滤纸擦吸干管尖残留液体，按照移液管移取液体的正确操作，移取液体并放入 100 ml 容量瓶中。移取液体并放入容量瓶中时应按图 4－14 进行。

（4）加水至容量瓶容积的 2/3～3/4，用右手食指和中指夹住瓶塞的扁头，将容量瓶拿起，平摇。加蒸馏水到标线，振摇、混匀即得。将配好的溶液倒入试剂瓶，贴上标签。

注意：用盐酸润洗移液管、移液管移取盐酸时，禁止将移液管直接插入盛 0.200 0 mol/L 盐酸的试剂瓶中。

4. 用体积分数为 95％的乙醇配制体积分数为 75％的乙醇 50 ml。

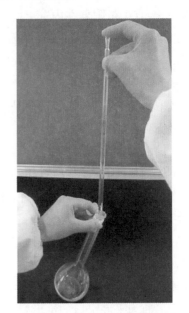

图 4－14　溶液放入容量瓶的操作

（1）计算需用 95％的乙醇 _____ ml。

（2）将 95％的乙醇加入到 _____ ml 的量筒中，加到液体体积读数为 _____ ml。

（3）然后加水稀释至刻度线，混匀即得。

（4）将配好的 75％的乙醇倒入试剂瓶。

5. 用洗净的 5 ml 刻度吸管分别移取 1.00 ml、2.00 ml、5.00 ml 的蒸馏水到指定的烧杯中，并将移取蒸馏水的体积记入表 4－1 中。

表 4－1　用 5 ml 刻度吸管分别移取液体时的数据记录

记录项目	初始读数	末读数	液体体积
第一次			
第二次			
第三次			

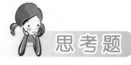

1. 用浓 H_2SO_4 溶液配制稀 H_2SO_4 溶液时应注意什么?

2. 用固体 NaOH 配制 NaOH 溶液时,称量时应注意什么?

3. 用含结晶水的固体试剂配制溶液时,为什么计算固体试剂的质量时一定要把结晶水计算进去?

【Na_2CO_3 溶液配制的评分标准】

评分员:　　　　　班级:　　　　　姓名:　　　　　学号:　　　　　得分:

项　目	考核内容	分值	考核记录	得分及扣分依据
操作前准备 (10分)	容量瓶检漏、容量瓶、烧杯、玻璃棒、胶头滴管在使用前必须用自来水、蒸馏水洗涤	10	容量瓶未检漏,直接判定本次实验不合格;玻璃仪器可集中洗涤,也可分散洗涤,只要仪器在使用前洗涤即可。每少洗一样扣3分,至扣完此部分值	
天平称量 (20分)	天平检查(水平、秤盘清扫、校正)	10	未检查水平扣4分,未清扫秤盘扣1分,未校正或校正错误扣5分	
	称量操作(开关天平门、称量操作、读数记录)	6	未做到随手关闭天平门,一次扣2分,称量结束时未及时记录数据扣4分,至扣完此部分值	
	称量结束后样品、天平复位	4	称量结束时未清扫秤盘扣2分,未关天平门扣2分,未清零扣1分,未填写仪器使用记录扣2分,未盖好防尘罩扣1分,至扣完此部分值	

续表

项　目	考核内容	分值	考核记录	得分及扣分依据
溶液的配制（48分）	固体药品溶解，转移至容量瓶，洗涤烧杯和玻璃棒，洗涤液也移入容量瓶	16	转移样品时液体溅出，直接判定本次实验不合格；未洗涤烧杯和玻璃棒3次或3次以上，并将洗涤液也移入容量瓶，扣6分；转移样品时不是左手拿烧杯右手拿玻璃棒，一次扣2分；倒完溶液后烧杯嘴尖没有沿玻璃棒上移至烧杯基本竖直，一次扣4分，至本部分分值扣完	
	用蒸馏水稀释至容量瓶2/3～3/4体积时平摇	4	未平摇扣2分，平摇时未用食指和中指夹住容量瓶塞子扣2分	
	加蒸馏水至近标线约1 cm处等待1～2分钟	2	未进行扣2分	
	逐滴加入蒸馏水稀释至刻度	18	逐滴加入蒸馏水时不是左手提起容量瓶、右手挤压胶头滴管扣4分，挤压胶头滴管时胶头滴管不垂直扣2分，胶头滴管插入容量瓶口沿以下扣2分（重复出现不累计扣分）。蒸馏水至刻度线时刻度线与眼睛不在同一水平线扣10分，溶液凹面与刻度线不相切扣5分，至本部分分值扣完	
	摇匀，先振摇10次，放好容量瓶后旋转塞子约180°，再振摇5次以上	8	未振摇扣6分，未旋转塞子约180°扣2分	
结束实验（8分）	所有玻璃仪器复原、擦拭桌面、溶液倒入指定容器、用自来水洗涤容量瓶（烧杯、滴管、玻璃棒可免洗）	8	玻璃仪器摆放不整齐扣2分，桌面没有擦拭干净扣3分，溶液未倒入指定容器扣4分，未用自来水洗涤容量瓶扣2分。至本部分分值扣完	
称量记录（4分）	有效数字	4	有效数字错误扣4分	
结果计算（10分）	计算公式、结果、有效数字修约	10	公式不正确扣6分，结果不正确扣2分，有效数字不正确一个扣1分，每改1个文字扣一分，改一个数据扣2分，直至本部分分值扣完	
总分				

注：各校根据实验条件和学生情况酌情评分。

【盐酸溶液稀释的评分标准】

评分员：　　　　　班级：　　　　姓名：　　　　学号：　　　　得分：

项　目	考核内容	分值	考核记录	得分及扣分依据
操作前准备（10分）	容量瓶检漏，容量瓶、烧杯、移液管、胶头滴管在使用前自来水、蒸馏水洗涤	10	容量瓶未检漏，直接判定本次实验不合格；玻璃仪器可集中洗涤，也可分散洗涤，只要仪器在使用前洗涤即可。每少洗一样扣3分，直至扣完此部分分值	

项　目	考核内容	分值	考核记录	得分及扣分依据
溶液的配制 （74 分）	移液管润洗	8	未用溶液润洗，直接判定本次实验不合格；移液管直接插入原溶液试剂瓶扣 8 分	
	润洗时，移液管插入溶液前应用滤纸擦拭管尖部	6	共 3 次，少一次扣 2 分	
	移液管持法：左手拿洗耳球，右手持移液管	4	共 4 次，不正确一次扣 1 分	
	吸取溶液	2	移液管插入溶液太深或太浅，扣 2 分（重复出现不累计扣分）	
	是否出现回流	4	共 4 次，不正确一次扣 1 分	
	吸量管调节液面前应用滤纸擦拭管尖部	4	未进行扣 4 分	
	调节液面时，视线与刻度线要水平，吸量管要垂直，容器倾斜约 30°	14	视线与刻度线不水平扣 5 分，吸量管不垂直扣 3 分，定容时管尖没有靠在烧杯内壁扣 3 分，定容时不是液体凹面最低点与刻度线相切扣 5 分，直至本部分分值扣完	
	放出溶液时	6	吸量管不垂直扣 3 分，容量瓶没有倾斜约 30° 扣 3 分，管尖不是抵在容量瓶内壁扣 2 分	
	溶液放尽后	3	吸量管没有停留 15 秒后才移开扣 3 分，用洗耳球将管内剩余液体吹入容量瓶，直接判定本次实验不合格	
	用蒸馏水稀释至容量瓶 2/3～3/4 体积时平摇	3	未平摇扣 2 分，平摇时未用食指和中指夹住容量瓶塞子扣 1 分，直至本部分分值扣完	
	加蒸馏水至近标线约 1 cm 处等待 1～2 分钟	2	未进行扣 2 分	
	逐滴加入蒸馏水稀释至刻度	12	逐滴加入蒸馏水时不是左手提起容量瓶、右手挤压胶头滴管扣 4 分，挤压胶头滴管时胶头滴管不垂直扣 2 分，胶头滴管插入容量瓶口沿以下扣 2 分（重复出现不累计扣分）。蒸馏水至刻度线时刻度线与眼睛不在同一水平线扣 10 分，溶液凹面与刻度线不相切扣 5 分，直至本部分分值扣完	
	摇匀，先振摇 10 次，放好容量瓶后旋转塞子约 180°，再振摇 5 次以上	6	未振摇扣 4 分，未旋转塞子约 180° 扣 2 分	
结束实验 （8 分）	所有玻璃仪器复原、擦拭桌面、溶液倒入指定容器、用自来水洗涤容量瓶、烧杯、移液管（滴管、玻璃棒可免洗）	8	玻璃仪器摆放不整齐扣 2 分，桌面没有擦拭干净扣 3 分，溶液未倒入指定容器扣 2 分，未用自来水洗涤容量瓶、烧杯、移液管，少一个扣 2 分。直至本部分分值扣完	
计算 （8 分）	计算公式、结果、有效数字修约	8	公式不正确扣 6 分，结果不正确扣 2 分，有效数字不正确一个扣 1 分，改一个数据扣 2 分，直至本部分分值扣完	
合计				

注：各校根据实验条件和学生情况酌情评分。

（周建庆）

项目二 单项应用技能

任务五 药用氯化钠的制备

实训预习

1. 预习粗食盐成分及药典中氯化钠的纯度要求。
2. 预习氯化钠的溶解性及其与温度的关系。
3. 预习 Ca^{2+}、Mg^{2+} 和 SO_4^{2-} 的化学性质。

实训目的

1. 掌握氯化钠提纯的原理和方法。
2. 学会溶解、沉淀、过滤、蒸发、浓缩、结晶和干燥等基本操作。
3. 学会蒸发皿、酒精灯、布氏漏斗、真空泵、烘箱等仪器的使用方法。
4. 了解药物提纯工艺流程。

实训原理

药用氯化钠的制备原料是粗食盐(主要成分是氯化钠)。粗食盐中有不溶性杂质(如泥沙等)和可溶性的杂质(如 Ca^{2+}、Mg^{2+}、K^+、SO_4^{2-} 等)。不溶性杂质可以直接过滤除去;可溶性杂质有的要通过它与某些试剂反应后生成沉淀再过滤除去,或利用温度变化,氯化钠能结晶而其他离子不易结晶的性质,从而达到与氯化钠分离的目的。

实训用物

1. 仪器 托盘天平、药匙、洗瓶、玻璃棒、布氏漏斗、真空泵、石棉网、酒精灯、蒸发皿、铁架台、铁圈(泥三角)、滤纸、烘箱、烧杯(50 ml)、量筒(50 ml)。

2. 试剂　$BaCl_2$(1 mol/L)、Na_2CO_3(1 mol/L)、HCl(2 mol/L)、HAc(2 mol/L)、NaOH(2 mol/L)、$(NH_4)_2C_2O_4$(饱和溶液)、镁试剂、乙醇(95%)、pH试纸。

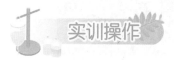
实训操作

(一)操作流程

操作流程如图5-1所示。

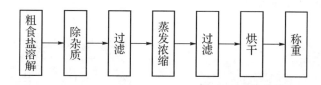

图5-1　药用氯化钠制备操作流程

(二)操作步骤

1. 粗食盐的称量和溶解　用托盘天平称取8.0 g粗食盐放入干净的烧杯中,加水35 ml,用玻璃棒搅拌至粗食盐全部溶解。

2. 除去SO_4^{2-}

(1)沉淀SO_4^{2-}:加热粗食盐溶液至近沸,在不断搅拌下加入1 mol/L的$BaCl_2$至滴加处不出现沉淀,静置几分钟,沿烧杯壁加1~2滴1 mol/L的$BaCl_2$,至上层清液无沉淀,表示SO_4^{2-}沉淀完全。继续加热几分钟,使颗粒变大易于过滤。

(2)减压过滤:过滤前应检查泵是否完好。检查方法(图5-2):通电前表指针为零,如图5-2(a);通电后用手压住真空泵的抽真空橡皮管,指针不为零表明可用,如图5-2(b)。

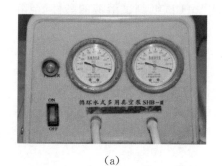
(a)

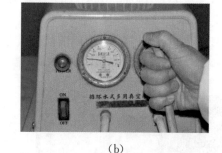
(b)

图5-2　真空泵检查

将真空泵橡皮管与抽滤瓶相连(图5-3),布氏漏斗的尖嘴远离抽滤瓶口(图5-4),并用力按压几下布氏漏斗(图5-5),在布氏漏斗底部铺张滤纸,滤纸直径略小于漏斗内径,并用蒸馏水润湿,使滤纸紧靠漏斗底部。先接通电源再抽滤,完成后先拔去橡皮管,再关闭电源。弃去布氏漏斗中的沉淀物,保留滤液(图 5-6)。将抽滤瓶中的滤液倒入烧杯中。

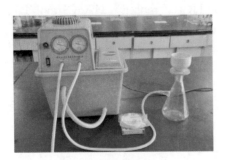

图 5-3　真空抽滤组装

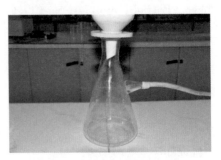

图 5-4　布氏漏斗尖嘴位置

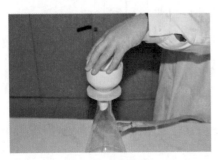

图 5-5　按压布氏漏斗操作

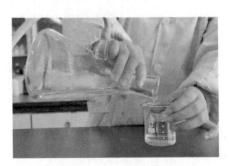

图 5-6　保留滤液操作

除 SO_4^{2-} 操作顺序:溶液加热→加 $BaCl_2$→检查沉淀完全→加热→减压过滤→保留滤液。

3. 除去 Ca^{2+}、Mg^{2+} 和过量的 Ba^{2+}　在滤液中加 1 ml 的 2 mol/L NaOH 和 3 ml 的 1 mol/L 的 Na_2CO_3,待沉淀沉降后,沿烧杯壁再补加 1~2 滴 Na_2CO_3 溶液,若浑浊可继续补加,直至沉淀完全。同上减压过滤。

除 Ca^{2+}、Mg^{2+} 等操作顺序:加 NaOH 和 Na_2CO_3→检查沉淀完全→减压过滤→保留滤液。

4. 除去 CO_3^{2-}　滴加 2 mol/L 的 HCl,边加边用 pH 试纸测试溶液的酸性,至溶液 pH 为 4~5 为止。

5. 蒸发、浓缩　将调好 pH 的溶液倒入蒸发皿中,边搅拌边加热蒸发(图 5-7),当有颗粒物出现,搅拌速度加快,来回移动酒精灯至稠糊状(图 5-8)。切勿烧干!

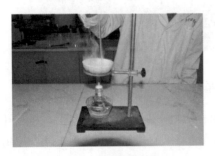

图 5-7　蒸发浓缩操作

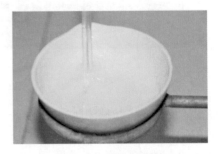

图 5-8　蒸发至糊状

6. 过滤、烘干、称重　将稠糊状结晶溶液混合物同上减压过滤,过滤中用少量 95% 乙醇溶液淋洗沉淀,保留布氏漏斗中结晶体(图 5-9),控制在 105 ℃±3 ℃烘 5 分钟左右(图 5-10),称重、记录、计算结果。

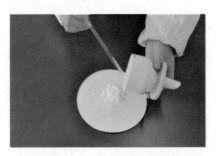

图 5-9　保留结晶(产品)

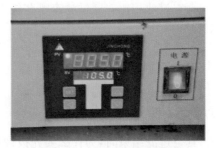

图 5-10　105 ℃左右烘干

7. 产品纯度检查　称取粗食盐和提纯食盐各 1 g,分别溶于 5 ml 蒸馏水中,然后将两种溶液分别分成三等份于 6 支试管中,组成三组对比实验。

(1) SO_4^{2-} 的检查:在第一组溶液中,分别加入 2 滴 2 mol/L 的 HCl 和 2 滴 1 mol/L 的 $BaCl_2$,比较两个试管中沉淀产生的情况。

(2) Ca^{2+} 的检查:在第二组溶液中,分别加 2 滴 2 mol/L 的 HAc 和 3～4 滴饱和 $(NH_4)_2C_2O_4$,比较两个试管中沉淀产生的情况。

(3) Mg^{2+} 的检查:在第三组溶液中,分别加 2 滴 2 mol/L 的 NaOH 和 3～4 滴镁试剂,若有蓝色沉淀生成,表示有 Mg^{2+} 存在,比较两个试管中沉淀产生的情况。

(三) 实训结果

见表 5-1、表 5-2。

表 5-1　粗食盐的产率

粗食盐的质量/g	提纯后食盐的质量/g	产率/g

表 5-2　产品纯度的检验

待检离子	检验方法	粗食盐溶液	提纯食盐溶液
SO_4^{2-}	$BaCl_2$ 溶液		
Ca^{2+}	$(NH_4)_2C_2O_4$ 和 HAc		
Mg^{2+}	NaOH 和镁试剂		

(四) 注意事项

1. 在除去杂质的沉淀过滤步骤中,洗涤沉淀的溶液不得太多,否则后面浓缩困难。

2. 在蒸发浓缩的过滤步骤中,用蒸馏水洗涤最好呈现雾状喷洒,量多产品会溶解。

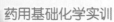

1. 真空过滤相比普通过滤有哪些优势？什么情况下使用较好？

2. 真空过滤结束时，为什么要先拔橡皮管再关机？

3. 浓缩时如果不够稠厚会有什么影响？如果太干会发生什么情况？

4. 粗盐中的 K^+ 是怎样除去的？泥沙是在哪步中被除去？

知识拓展

氯化钠是常用医药原料，主要用作输液。浓度高于 0.9％ 是高渗溶液，用作治疗颅内水肿；浓度等于 0.9％ 的是等渗溶液，也就是医学上的生理盐水，用作给病人补充体内水分，是病人住院时使用较多的输液；浓度低于 0.9％ 的是低渗溶液，用于调节输液平衡。病人住院时常常要输生理盐水，生理盐水的配制是称取 0.9 g 药用氯化钠，加蒸馏水稀释至 100 ml。药厂生产的生理盐水质量与原料水和氯化钠质量关系密切，水必须是高纯水，药用氯化钠的纯度应大于 99.5％。

【药用氯化钠的制备评分标准】

评分员： 班级： 姓名： 学号： 得分：

项 目		分值	操作实施要点	得分及扣分依据
课前素质要求 （6分）		6	按时上课，着装整洁并穿白大褂，有实验预习报告	
操作过程	操作前 准备（8分）	4	仪器检查：齐全、完好（如果缺少且未报告扣1分，未使用过仪器可在老师介绍后检查完好性）	
		4	试剂检测：齐全、完好（如果缺少未报告扣1分）	
	操作中 （78分）	4	正确称量、溶解完全（每项2分）	
		6	加热近沸腾后，加$BaCl_2$，有观察SO_4^{2-}是否沉淀完全操作（每项2分）	
		12	检查真空泵完好性，正确组装真空过滤设备，布氏漏斗滤纸大小正确，布氏漏斗尖嘴远离抽滤瓶口（每项3分）	
		12	用蒸馏水润湿滤纸并贴紧，开机后倾倒滤液，完成时先拔开抽滤瓶口橡皮管再关机，保留滤液（每项3分）	
		6	正确加量$NaOH$和Na_2CO_3，均有观察沉淀是否完全操作（每项3分）	
		4	同上过滤操作，也可普通过滤，普通过滤滤纸折叠要正确（不逐一评分，整体较好为满分）	
		4	用HCl调酸性，pH为4～5	
		12	浓缩装置组装正确，加热不用石棉网，浓缩中不断搅拌，浓缩至糊状停止加热（每项3分）	
		6	同上过滤操作，但要用少量95%乙醇淋洗晶体2次，保留晶体（过滤步骤不逐一评分，整体较好3分，正确淋洗和留样各2分）	
		4	烘干、称重（未烘干扣2分）	
		8	结果（产率超过规定范围±1%，扣3分；产率超过规定范围±3%，扣5分）	
	操作后整理 （6分）	6	台面整理，仪器清洗，有数据记录	
评价（2分）		2	态度认真，无串岗	
总 分				

注：各校根据实验条件和学生情况酌情评分。

（俞晨秀）

任务六　化学反应速率和化学平衡

实训预习

1. 化学反应速率的影响因素有哪些？
2. 化学平衡的影响因素有哪些？
3. 试管、烧杯怎样洗涤？应注意什么？

实训目标

1. 掌握试管、酒精灯、滴管等仪器的使用方法。
2. 学会将实验现象用所学知识准确表述。

实训原理

（一）化学反应速率实验原理

1. 浓度增加，反应速率增加。

$$2KMnO_4（紫色）＋5H_2C_2O_4＋3H_2SO_4 \Longrightarrow K_2SO_4＋2MnSO_4（肉色）＋10CO_2＋8H_2O$$

增加反应物 $H_2C_2O_4$ 的浓度，溶液从紫色变为淡红色的时间短。

2. 温度升高，反应速率增加。

$$Na_2S_2O_3＋H_2SO_4 \Longrightarrow Na_2SO_4＋S\downarrow＋SO_2\uparrow＋H_2O$$

升高温度，溶液出现浑浊的时间短。

3. 加入催化剂，反应速率增加。

$$2H_2O_2 \Longrightarrow 2H_2O＋O_2\uparrow$$

加入催化剂反应快，出现气泡多。

（二）化学平衡实验原理

1. 浓度对化学平衡的影响　在其他条件不变的情况下，增加反应物浓度或减小生成物浓度，平衡向正反应方向移动，减小反应物浓度或增加生成物浓度，平衡向逆反应方向移动。

$$Cr_2O_7^{2-}（橙色）＋H_2O \Longrightarrow 2CrO_4^{2-}（黄色）＋2H^+$$

H^+浓度变小,反应向正方向进行,黄色明显;H^+浓度变大,反应向逆方向进行,橙色明显。

2. 温度对化学平衡的影响　升高温度,平衡向吸热的方向移动;降低温度,平衡向放热的方向移动。

$$2NO_2(红棕色) \Longleftrightarrow N_2O_4(无色) + Q$$

升高温度,平衡左移,红棕色明显;降低温度,平衡右移,颜色变淡。

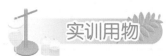

实训用物

1. 仪器　试管、试管架、胶头滴管、NO_2平衡仪。

2. 试剂　$KMnO_4$(0.01 mol/L)、$H_2C_2O_4$(0.1 mol/L)、$H_2C_2O_4$(0.2 mol/L)、H_2SO_4(3 mol/L)、$Na_2S_2O_3$(0.1 mol/L)、H_2SO_4(0.1 mol/L)、H_2O_2(3%)、家用洗涤剂、MnO_2粉末、$K_2Cr_2O_7$(0.1 mol/L)、浓H_2SO_4溶液、$NaOH$(6 mol/L)、冰水、热水。

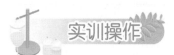

实训操作

(一)操作流程

操作流程如图6-1所示。

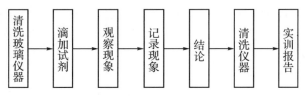

图6-1　化学反应操作流程图

(二)实验记录

(1)影响化学反应速率的因素:见表6-1、表6-2、表6-3。

表6-1　浓度对化学反应速率的影响

试　管	H_2SO_4	$KMnO_4$	$H_2C_2O_4$	褪色时间	解释
1	1 ml	3 ml	2 ml 0.1 mol/L		
2	1 ml	3 ml	2 ml 0.2 mol/L		

表6-2　温度对化学反应速率的影响

试　管	$Na_2S_2O_3$	H_2SO_4		浑浊时间	解释
1	5 ml	5 ml	加热		
2	5 ml	5 ml			

表 6-3　催化剂对化学反应速率的影响

试　管	H₂O₂	洗涤剂	MnO₂	现象	解释
1	3 ml	3 滴	少量		
2	3 ml	3 滴			

（2）影响化学平衡移动的因素：见表 6-4、表 6-5。

表 6-4　浓度对化学平衡的影响

试　管	K₂Cr₂O₇	H₂SO₄	NaOH	现象	解释
1	5 ml	10 滴			
2	5 ml		10 滴		

表 6-5　温度对化学平衡的影响

	现象	解释
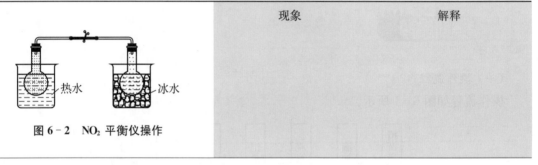　图 6-2　NO₂ 平衡仪操作		
热水		
冰水		

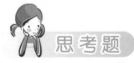思考题

1. 可否用别的方法来验证温度对化学平衡的影响？

2. 二氧化锰催化剂用什么方式加入试管内？

3. 滴加试剂是否越多现象越明显？

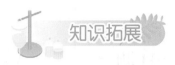

　　外界因素对化学反应速率的影响在日常生活中随处可见其应用的例子,如:烧煤时将煤块弄小点更容易燃烧(增大一定量固体的表面积,利于化学速率的加快),做面食类(如馒头)之前的发酵其实用的就是酵母菌的催化(催化剂),食用油脂里加入没食子酸正丙酯,就可以有效地防止酸败(催化剂不一定都是加快反应速率,这里的没食子酸就是一种减慢速率的,即负催化剂)。还有我们将铁表面油漆,就是为了减慢化学反应速率(接触面积),冰箱贮存食物就是利用降低环境温度来减小化学反应速率,人类对这一现象的认识改善了我们的生活。

【化学反应速率和化学平衡实验评分标准】

评分员:　　　　班级:　　　　姓名:　　　　学号:　　　　得分:

项　目		分值	操作实施要点	得分及扣分依据
课前素质要求 (6分)		6	按时上课,着装整洁并穿白大褂,有实验预习报告	
操作过程	操作前准备 (8分)	4	仪器检查:齐全、完好(如果缺少未报告扣1分,未使用过仪器可在老师介绍后检查完好性)	
		4	试剂检测:齐全、完好(如果缺少未报告扣1分)	
	操作中 (70分)	6	正确清洗仪器(自来水冲洗,皂液、洗涤剂洗,有油污用铬酸洗液洗,自来水冲洗管壁至不挂水珠,选择洗涤方法不合适扣5分)	
		9	根据实验需求,正确选择试剂(多选、少选均扣9分)	
		20	实验操作(正确滴加试剂:滴数恰当,不沾试管,胶头滴管尖嘴不碰试管,手拿姿势正确,滴加自然,每项正确4分)	
		15	正确记录实验现象(对颜色描述准确,气体及沉淀的现象表述正确)	
		20	正确解释实验现象(颜色改变的原因,气泡变多、沉淀出现时间长短的化学原理,文字表述不合理的扣20分)	
	操作后整理 (6分)	6	台面整理,仪器清洗,有数据记录	
评价(10分)		4	态度认真,无串岗	
		6	报告认真完成,按时交报告	
总　分				

　　注:各校根据实验条件和学生情况酌情评分。

(周恩红)

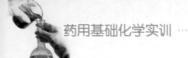
任务七　缓冲溶液的配制和性质及 pH 测定

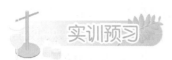

1. 预习缓冲溶液的缓冲作用原理。
2. 预习缓冲溶液的配制方法。
3. 预习溶液 pH 的测定方法。

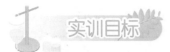

1. 掌握缓冲溶液的配制方法。
2. 加深对缓冲溶液性质的理解。
3. 熟练进行溶液 pH 的测定方法。

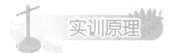

缓冲溶液实质上是一个共轭酸碱对的溶液体系,达到平衡时的 pH 可用下式表示:

$$pH = pK_a + \lg \frac{c(A^-)}{c(HA)}$$

从公式可知,缓冲溶液的 pH,主要取决于共轭酸碱对中弱酸的 K_a 值,其次取决于缓冲比。如果使用相同浓度的弱酸及其共轭碱,按一定体积比混合,改变体积比 $V(A^-)/V(HA)$ 就可制得实际需要的缓冲溶液。

$$pH = pK_a + \lg \frac{V(A^-)}{V(HA)}$$

缓冲溶液具有抗酸和抗碱性质,加入少量强酸或强碱,其 pH 不会发生显著的变化。

稀释缓冲溶液,溶液中的共轭酸碱对的浓度可视为等比例地稀释,缓冲比不变。因此,适当稀释不影响缓冲溶液的 pH。

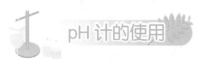

pH 计一般由机器部分(包括支架)(图 7 - 1)和 pH 玻璃电极(图 7 - 2)及饱和甘汞电极

（图7-3）组成。使用前应将pH玻璃电极置于蒸馏水中浸泡24小时。溶液pH的测定方法：①将"pH—mV"开关拨到pH位置。②打开电源开关，指示灯亮，预热30分钟。③调节控温钮，使旋钮指示的温度与室温同。④定位：将已知pH的标准缓冲溶液装入小烧杯中（注意：应选择与待测溶液pH接近的缓冲液），用滤纸小心吸干电极上的水珠，将电极固定于支架上并插入标准缓冲液中，调节数字按钮使计数与标准缓冲液的pH一致。⑤将电极从标准缓冲液中移出，用蒸馏水冲洗2次，并用滤纸小心吸干水珠。⑥将电极插入待测溶液中，待数字稳定，即为所测溶液的pH。不同型号的pH计使用方法略有不同。

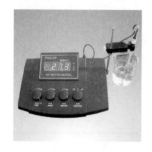
图7-1 pH计

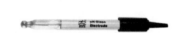
图7-2 pH玻璃电极

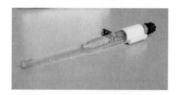
图7-3 饱和甘汞电极

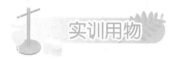
实训用物

1. 仪器 烧杯、吸量管（10 ml）、试管、量筒（10 ml，50 ml，100 ml）、容量瓶（50 ml）、pH计。
2. 试剂 浓度为0.1 mol/L的下列溶液：HCl、CH_3COOH、CH_3COONa、NaOH、氨水、NaH_2PO_4、Na_2HPO_4、NH_4Cl；NaOH溶液（pH=10），HCl溶液（pH=4），邻苯二钾酸氢钾标准缓冲液（0.05 mol/L，pH=4），混合磷酸盐标准缓冲液（0.025 mol/L，pH=6.98），硼砂标准缓冲液（0.01 mol/L，pH=9.18），广泛pH试纸。

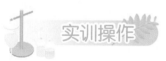
实训操作

（一）操作流程

操作流程如图7-4所示。

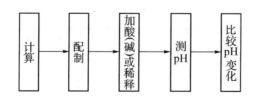

图7-4 缓冲溶液的配制操作流程图

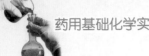

（二）操作步骤及实验记录

1. 缓冲溶液的配制　　配制总体积为 50 ml 的缓冲溶液。通过计算,将配制下列 3 种缓冲溶液所需要各组分的体积(ml)填入表 7 - 1 中。

按照表 7 - 1 中用量,用吸量管吸取相应的溶液,配制 A、B、C 三种缓冲溶液于已标号的 3 只容量瓶中。用 pH 计精确测定它们的 pH,填入表 7 - 1 中。试比较实验值与理论值是否相符。

表 7 - 1

缓冲溶液	pH(理论值)	各组分体积(ml)	pH(实测值)
A	4	0.1 mol/L CH_3COOH	
		0.1 mol/L CH_3COONa	
B	7	0.1 mol/L Na_2HPO_4	
		0.1 mol/L NaH_2PO_4	
C	10	0.1 mol/L $NH_3 \cdot H_2O$	
		0.1 mol/L NH_4Cl	

2. 缓冲溶液的性质

（1）取 2 支试管,在一支试管中加入 5 ml pH＝4 的 A 种缓冲溶液,在另一支试管中加入 5 ml pH＝4 的 HCl 溶液,然后在 2 支试管中各加入 10 滴 0.1 mol/L HCl 溶液,用广泛 pH 试纸粗测,并用 pH 计精确测定各试管中溶液的 pH。

用相同的方法,试验加入 10 滴 0.1 mol/L NaOH 溶液对以上 2 种溶液 pH 的影响。按表 7 - 2 记录实验结果。

表 7 - 2

试管号	溶液	加入酸或碱的量	pH	pH 的改变值
1	pH＝4 的缓冲溶液	10 滴 HCl		
2	pH＝4 的 HCl 溶液	10 滴 HCl		
3	pH＝4 的缓冲溶液	10 滴 NaOH		
4	pH＝4 的 HCl 溶液	10 滴 NaOH		

（2）用 pH＝7 的 B 种缓冲溶液和蒸馏水(pH＝7)代替上面 pH＝4 的两种溶液,重复上述实验步骤。记录实验结果,填入表 7 - 3 中。

表 7 - 3

试管号	溶液	加入酸或碱的量	pH
1	pH＝7 的缓冲溶液	10 滴 HCl	
2	蒸馏水	10 滴 HCl	
3	pH＝7 的缓冲溶液	10 滴 NaOH	
4	蒸馏水	10 滴 NaOH	

（3）用 pH＝10 的 C 种缓冲溶液和 pH＝10 的 NaOH 溶液代替上面 pH＝4 的两种溶液，重复上述实验步骤。记录实验结果，填入表 7－4 中。

表 7－4

试管号	溶液	加入酸或碱的量	pH
1	pH＝10 的缓冲溶液	10 滴 HCl	
2	pH＝10 的 NaOH 溶液	10 滴 HCl	
3	pH＝10 的缓冲溶液	10 滴 NaOH	
4	pH＝10 的 NaOH 溶液	10 滴 NaOH	

（4）取 4 支试管，依次加入 pH＝4 的缓冲溶液、pH＝4 的 HCl 溶液、pH＝10 的缓冲溶液和 pH＝10 的 NaOH 溶液各 1 ml，然后在各试管中加入 10 ml 蒸馏水，混合后用 pH 计精确测定它们的 pH。记录实验结果，填入表 7－5 中。

表 7－5

试管号	溶液	稀释后的 pH
1	pH＝4 的缓冲溶液	
2	pH＝4 的 HCl 溶液	
3	pH＝10 的缓冲溶液	
4	pH＝10 的 NaOH 溶液	

通过实验说明缓冲溶液具有什么性质。

 思考题

1. 为什么缓冲溶液具有缓冲能力？试举例说明。

2. 缓冲溶液的 pH 由哪些因素决定？

3. 为什么适当稀释缓冲溶液，其 pH 几乎不变？

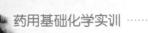

4. 在 NaH_2PO_4—Na_2HPO_4 缓冲对中,抗酸成分和抗碱成分分别是什么?

知识拓展

许多化学反应,特别是生物体内进行的酶催化反应,往往需要在一定的 pH 条件下才能正常进行。当溶液的 pH 发生了较大变化时,就会影响反应的正常进行。因此,人体 pH 恒定是对全身细胞活动以至对生命的必要保证。血液和内环境的 pH 恒定要对付各种变化,所以要求机体有一强大而有效的生理调节机制。这个机制主要包括三个方面:血液中的缓冲系统能立即迅速地对抗 pH 的变化;肺脏进行气体交换,调节 CO_2 的排出;肾脏的重吸收和分泌功能,调节 H^+ 的排泄。

【缓冲溶液的配制和性质及 pH 测定评分标准】

评分员:　　　　　　班级:　　　　　姓名:　　　　　学号:　　　　　得分:

项　目	分值	操作实施要点	得分及扣分依据
课前素质要求 (15分)	5	按时上课,着装整洁并穿白大褂	
	10	有实验预习报告,并能准确计算所需试剂用量	
操作过程	5	仪器检查:齐全、完好(如果缺少未报告扣 1 分,未使用过仪器可在老师介绍后检查完好性)	
操作前准备 (10分)	5	试剂检测:齐全、完好(如果缺少未报告扣 1 分)	
操作中 (55分)	15	准确量取、正确配制各缓冲溶液(不会使用吸量管扣 10 分)	
	10	用广泛 pH 试纸测定相应溶液的 pH	
	15	用 pH 计精确测定相应溶液的 pH	
	15	实验结果准确	
操作后整理 (10分)	5	台面整理,仪器清洗	
	5	有仪器使用记录	
评价 (10分)	5	操作认真,无串岗	
	5	按时完成并上交实验报告	
总　分			

注:各校根据实验条件和学生情况酌情评分。

(程国友)

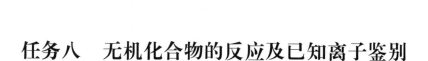

任务八　无机化合物的反应及已知离子鉴别

 实训目标

1. 掌握离子反应的主要反应类型。
2. 学会对已知阳离子进行鉴别的基本操作。
3. 学会对已知阴离子进行鉴别的基本操作。

 实训内容

离子反应的主要反应类型有以下几种。

1. 酸碱反应：$OH^- + H^+ \rightleftharpoons H_2O$

2. 沉淀反应：$Ag^+ + Cl^- \rightleftharpoons AgCl \downarrow$

$Ag^+ + SCN^- \rightleftharpoons AgSCN \downarrow$

3. 氧化还原反应：$MnO_4^- + 5Fe^{2+} + 8H^+ \rightleftharpoons Mn^{2+} + 5Fe^{3+} + 4H_2O$

$I_2 + 2S_2O_3^{2-} \rightleftharpoons 2I^- + S_4O_6^{2-}$

4. 配位反应：$Ag^+ + 2CN^- \rightleftharpoons [Ag(CN)_2]^-$

$Mg^{2+} + Y^{4-} \rightleftharpoons MgY^{2-}$

 实训用物

1. 仪器　试管、试管夹、试管架、酒精灯、离心机。

2. 试剂　NH_4Cl（3 mol/L）、氨水（3 mol/L）、HNO_3（4 mol/L）、$NaOH$（3 mol/L）、HCl（3 mol/L）、H_2SO_4（3 mol/L）、$KSCN$（1 mol/L）、$AgNO_3$（0.1 mol/L）、秋加叶夫试剂（镍试剂、二甲基乙二醛肟）、CCl_4、$NaBiO_3$ 粉。

 实训操作

（一）已知阳离子鉴别

1. 分离鉴定 Al^{3+}、Mn^{2+}、Fe^{3+}、Ni^{2+} 的鉴定流程图如图 8-1 所示。

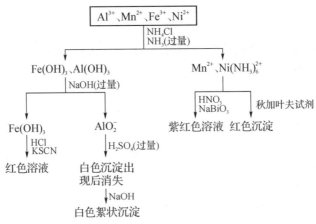

图 8-1 分离鉴定 Al^{3+}、Mn^{2+}、Fe^{3+}、Ni^{2+} 的流程图

2. 操作步骤

（1）取原液 20 滴置于离心管中，加入 10 滴 3 mol/L NH_4Cl 后再加 3 mol/L 氨水至呈碱性，振荡后离心分离（图 8-2）。

（2）将上层清液吸出分为两份：试管一中加 4 mol/L HNO_3 3 滴，然后再加入稍微过量的 $NaBiO_3$ 粉，振荡，溶液呈紫红色，表示有 Mn^{2+} 存在。试管二中加 5 滴镍试剂，振荡，产生鲜红色沉淀，表示有 Ni^{2+} 存在（图 8-3、图 8-4）。

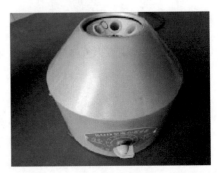

图 8-2 离心分离（试管放入，未起动）

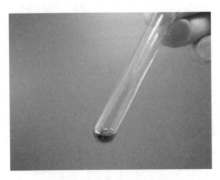

图 8-3 Mn^{2+} 的鉴定示意图

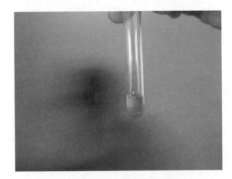

图 8-4 Ni^{2+} 的鉴定示意图

（3）在装沉淀的离心管中，加入 3 mol/L NaOH 至沉淀不再溶解，离心分离。

（4）取上层清液滴加 3 mol/L H_2SO_4 至呈酸性（开始会有沉淀析出，继续加酸后，沉淀又会溶解），再滴加 3 mol/L 的氨水至呈碱性，振荡，产生白色絮状沉淀，表示有 Al^{3+} 存在（图 8-5）。

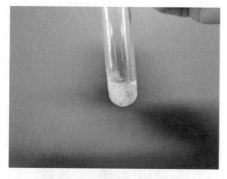

图 8-5　Al³⁺ 的鉴定示意图

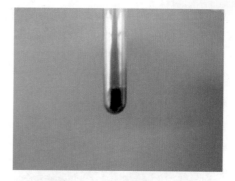

图 8-6　Fe³⁺ 的鉴定示意图

（5）在装沉淀的离心管中，加入 3 mol/L HCl 至沉淀溶解，滴加 2 滴 1 mol/L KSCN，溶液呈红色，表示有 Fe^{3+} 存在（图 8-6）。

（二）已知阴离子鉴别

1. 分离鉴定 SO_4^{2-}、CO_3^{2-}、S^{2-}、Cl^-、Br^-、I^- 的鉴定流程图如图 8-7 所示。

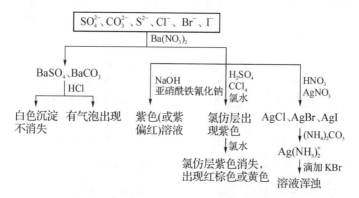

图 8-7　SO_4^{2-}、CO_3^{2-}、S^{2-}、Cl^-、Br^-、I^- 的分离鉴定流程图

2. 操作步骤

（1）取原液 20 滴置于离心管中，加入 3 滴 3 mol/L $Ba(NO_3)_2$ 溶液，振荡后离心分离（图 8-8、图 8-9）。

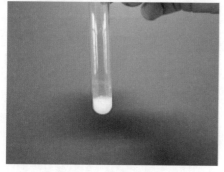

图 8-8　离心分离前

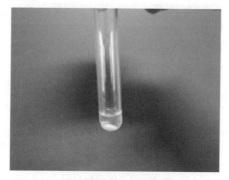

图 8-9　离心分离后

（2）在沉淀中滴加 3 mol/L HCl，有气泡出现，表示有 CO_3^{2-} 存在。同时白色沉淀不消失，表示有 SO_4^{2-} 存在（图 8-10）。

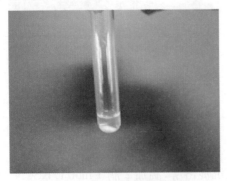

图 8-10　SO_4^{2-} 的鉴定示意图

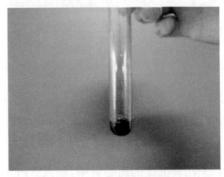

图 8-11　S^{2-} 的鉴定示意图

（3）取上层清液分为三份，试管一中滴加 1 滴 3 mol/L NaOH，振荡后加 1 滴新配的亚硝酰铁氰化钠，出现紫色，表示有 S^{2-} 存在（图 8-11）。

（4）试管二中滴加 3 mol/L H_2SO_4 至呈酸性，加 CCl_4 4～5 滴，然后滴加氯水，边加边振荡，观察 CCl_4 层颜色，出现紫色，表示有 I^- 存在。继续滴加氯水，紫色消失后出现红棕色或黄色，表示有 Br^- 存在（图 8-12、图 8-13）。

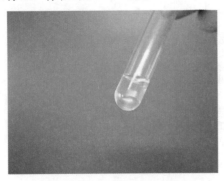

图 8-12　I^- 的鉴定示意图

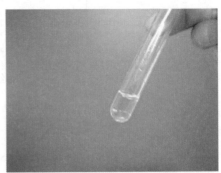

图 8-13　Br^- 的鉴定示意图

（5）试管三中滴加 5 滴 4 mol/L HNO_3，振荡后酒精灯加热至沸腾，冷却后滴加 0.1 mol/L $AgNO_3$ 至沉淀完全后离心分离，离心液吸出弃去（图 8-14）。

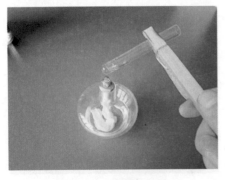

图 8-14　酒精灯加热

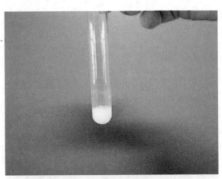

图 8-15　Cl^- 的鉴定示意图

（6）沉淀以水洗 2～3 次后，在沉淀上加 20～30 滴 12%（NH$_4$）$_2$CO$_3$，振荡后离心分离。

（7）在装有离心液的试管中滴加 KBr，出现浓厚的浑浊，表示有 Cl$^-$ 存在（图 8-15）。

（三）实训结果

见表 8-1、表 8-2。

表 8-1　阳离子鉴别

离　子	操　作				现　象
	KSCN	NaOH	镍试剂	NaBiO$_3$ 粉	
Fe^{3+}	2 滴				
Al^{3+}		适量/过量			
Ni^{2+}			2 滴		
Mn^{2+}				稍过量	

表 8-2　阴离子鉴别

离　子	操　作					现　象
	BaCl$_2$	NaOH	亚硝酰铁氰化钠	AgNO$_3$	CCl$_4$/氯水	
SO$_4^{2-}$	1 滴					
CO$_3^{2-}$	1 滴/HCl 过量	适量/过量				
S^{2-}			1 滴			
Cl$^-$				1 滴		
Br$^-$					各 4 滴	
I$^-$					各 4 滴	

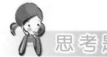
思考题

1. 使用离心机的操作步骤是什么？能否不关盖板起动？

2. 离心分离后能否倾斜试管倒出离心液？应怎样取出离心液？

3. 在酒精灯上加热试管内溶液时,试管口能否对着自己或别人?

4. 在上述实验中,体现铝是两性元素的反应步骤、出现的现象是什么?

5. 在使用 KSCN 鉴定 Fe^{3+} 时,能否用 HNO_3 代替 HCl 对试液进行酸化?

知识拓展

人体是由各种不同的物质组成的。在人体中水约占 61%、蛋白质约占 18%、脂肪约占 17%、无机盐约占 4%、糖类和维生素仅占微量。人体内目前可查明的化学元素已有 60 多种,根据其在人体中的含量可分为常量元素(表 8 - 3)和微量元素。

表8-3 常量元素的名称及占人体的重量百分比例表

元素名称	氧	碳	氢	氮	钙	磷	钾	钠	硫	镁	氯
元素符号	O	C	H	N	Ca	P	K	Na	S	Mg	Cl
比例/%	65	18	10	3	2	1	0.35	0.15	0.25	0.05	0.15

这些元素占人体的总重量的99.90%以上。

微量元素有铁、碘、锌、氟、钴、锰、硒、铜、钼等20多种,这些元素在人体中含量甚微,但它们大多数是各种蛋白质、激素、酶和维生素的组成成分,对人体的生长、发育、衰老、疾病乃至死亡都起着十分重要的作用。

【无机化合物的反应及已知离子鉴别评分标准】

评分员: 　　　班级: 　　　姓名: 　　　学号: 　　　得分:

项　目		分值	操作实施要点	得分及扣分依据
课前素质要求（6分）		6	按时上课,着装整洁并穿白大褂,有实验预习报告	
操作过程	操作前准备（8分）	4	仪器检查:齐全、完好(如果缺少未报告扣1分,未使用过仪器可在老师介绍后检查完好性)	
		4	试剂检测:齐全、完好(如果缺少未报告扣1分)	
	操作中（76分）	5	试剂取用是否正确	
		5	试管的拿法、滴管的操作是否正确	
		5	离心机的操作是否正确,用完是否复原	
		8	离心液是否是倾斜试管倒出	
		10	离心液是否按要求分为若干份分装在不同的试管内	
		5	酒精灯的点燃和熄灭方式是否正确	
		10	加热试管时试管口的方向是否向无人的位置	
		5	每项实验做完,是否及时记录实验现象	
		5	每项实验做完,试管是否按一定的顺序放在试管架内	
		8	每个试剂用完是否归位,滴管有无插错	
		10	实验结果的正确与否	
	操作后整理（5分）	5	台面整理,仪器清洗,有数据记录	
评价(5分)		5	态度认真,不做与实验无关的事,无串岗	
总　分				

注:各校根据实验条件和学生情况酌情评分。

（郑　杰）

任务九　醋酸电离度和电离平衡常数的测定

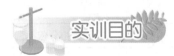

实训预习

1. 预习测定醋酸电离度和电离平衡常数的原理和方法。
2. 预习用 NaOH 滴定醋酸的方法。
3. 预习酸度计的使用方法。

实训目的

1. 理解测定醋酸的电离度和电离平衡常数的原理,掌握其计算方法。
2. 掌握用 NaOH 滴定醋酸的方法。
3. 巩固酸度计、容量瓶、移液管、吸量管、碱式滴定管的基本操作技能。

实训原理

醋酸是弱电解质,在水溶液中存在下列平衡:

$$HAc \rightleftharpoons H^+ + Ac^-$$

根据弱酸的电离平衡原理,则有 $K_a = \dfrac{[H^+][Ac^-]}{HAc} = \dfrac{c \cdot \alpha^2}{1-\alpha}$

$$\alpha = \dfrac{[H^+]}{c}$$

式中:$[H^+]$、$[Ac^-]$、$[HAc]$分别是 H^+、Ac^-、HAc 的相对平衡浓度;c 为醋酸的起始浓度,K_a 为醋酸的电离平衡常数,α 为醋酸电离度。通过对已知浓度的醋酸的 pH 的测定,按 $pH = -\lg[H^+]$ 换算成 $[H^+]$,计算出电离度 α,再代入上式即可求得电离平衡常数 K_a。

实训用物

1. **仪器**　移液管(25 ml)、吸量管(5 ml)、容量瓶(50 ml)、烧杯(50 ml)、锥形瓶(250 ml)、碱式滴定管、铁架台、滴定管夹、吸耳球、滤纸、洗瓶、胶头滴管、PHS—3 型酸度计、pH 复合电极、恒温干燥箱。

2. 试剂　HAc(约 0.2 mol/L)、标准缓冲溶液(pH＝6.86，pH＝4.00)、酚酞指示剂、NaOH 标准溶液(0.200 0 mol/L)、蒸馏水。

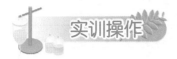实训操作

（一）操作流程

测定醋酸电离度和电离平衡常数的操作流程见图 9－1。

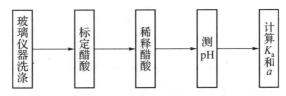

图 9－1　测定醋酸电离度和电离平衡常数流程

（二）操作步骤

1. 醋酸溶液浓度的标定

（1）先后用自来水、蒸馏水洗涤 25 ml 移液管 1 支、5 ml 吸量管 1 支、50 ml 容量瓶 3 个、50 ml 烧杯 4～5 个、250 ml 锥形瓶 3～4 个、碱式滴定管 1 支、胶头滴管 1 个，所有玻璃仪器均应洗涤干净，内壁不挂水珠，并给锥形瓶、容量瓶编号。

（2）25 ml 移液管、5 ml 吸量管分别用醋酸溶液润洗至少 3 次，每次润洗前均用滤纸除尽管尖部内外的液体，将溶液倒入洗净的烧杯中，再进行移液管、吸量管和烧杯的润洗。

（3）用 25 ml 移液管准确量取醋酸溶液 3 次，分别置于 3 只洗净的 250 ml 锥形瓶中。

（4）用 NaOH 标准溶液润洗滴定管 3 次，将 NaOH 溶液装入滴定管中，排出滴定管尖嘴部分的气体，调整液面到"0"刻度或"0"刻度附近，记下滴定管的初始读数。

（5）取其中一个锥形瓶，加 2 滴酚酞指示剂，用 NaOH 溶液滴定至溶液呈现微红色，半分钟不褪色为止，记下滴定终点时滴定管的读数。

（6）平行测定 3 次，根据消耗 NaOH 溶液的体积，算出醋酸溶液的浓度，并计算平均偏差和相对平均偏差。

2. 配制不同浓度的醋酸溶液　用移液管和吸量管分别取 25.00 ml、5.00 ml、2.50 ml 已标定过浓度的 HAc 溶液于 3 个 50 ml 容量瓶中，用蒸馏水稀释到刻度，摇匀，并求出各份稀释后的醋酸溶液精确浓度($c/2, c/10, c/20$)的值(四位有效数字)。

3. 测定醋酸溶液的 pH　对预热后的酸度计进行校正，由稀到浓分别测定三种稀释后的 HAc 及未经稀释的 HAc 溶液的 pH，记录数据(三位有效数字)和实验温度。每次测定 pH 前要用少量待测溶液润洗烧杯和电极三次，测定后用蒸馏水清洗电极，并用滤纸吸干。

4. 计算电离度与电离平衡常数　根据四种醋酸溶液的浓度和 pH，计算醋酸的电离度 α 与电离平衡常数 K_a。

（三）实训结果

1. 醋酸溶液浓度的标定　见表9－1。

表 9－1

滴定序号	1	2	3
醋酸溶液的体积(ml)	25.00	25.00	25.00
NaOH 溶液初读数(ml)			
NaOH 溶液终点读数(ml)			
醋酸溶液平均浓度 c(mol/L)			
平均偏差			
相对平均偏差(%)			

2. 醋酸溶液的 pH 测定及 K_a、α 的计算　见表9－2。　　　　$t=$＿＿＿＿℃

表 9－2

HAc 溶液编号	c_{HAc}(mol/L)	pH	$[H^+]$(mol/L)	α	K_a
1(c/20)					
2(c/10)					
3(c/2)					
4(c)					

思考题

1. 标定醋酸浓度时，可否用甲基橙作指示剂？为什么？

2. 当醋酸溶液浓度变小时，$[H^+]$、α 如何变化？K_a 值是否随醋酸溶液浓度变化而变化？

3. 如果改变所测溶液的温度，则电离度和电离常数有无变化？

【醋酸电离度和电离平衡常数的测定评分标准】

评分员： 班级： 姓名： 学号： 得分：

序号	考核内容	考核要点	分值	评分标准	得分及扣分依据
1	仪器准备（4分）	玻璃仪器洗涤	4	少洗一个扣1分，至本部分分值扣完	
2	润洗移液管、吸量管（17分）	润洗	3	未润洗仪器，直接判定本次实验不合格；移液管、吸量管直接插入试剂瓶扣3分，润洗前未用滤纸擦拭管尖部，每次扣1分，至本部分分值扣完	
		吸取	1	移取前未用滤纸擦拭移液管尖部扣1分	
			2	不是左手拿洗耳球，右手拿吸量管，一次扣1分，共6次，至本部分分值扣完	
		调整液面	2	移液管调节液面前未用滤纸擦拭管尖部 一次扣1分，共3次，至本部分分值扣完	
			4	调节液面时视线与刻度线不水平一次扣2分，吸量管不垂直一次扣2分，容器不倾斜扣1分，至本部分分值扣完	
		放液	3	移液管不垂直一次扣1分，容器不倾斜一次扣1分，管尖离开瓶内壁一次扣1分，至本部分分值扣完	
			2	放液结束移液管未停留15秒后移开一次扣1分，至本部分分值扣完	
3	滴定操作（30分）	润洗	2	未润洗滴定管，直接判定本次实验不合格，使用溶液过多每次扣1分，共3次，至本部分分值扣完	
		装管、排气	3	在滴定管夹上加溶液扣1分，未排至管尖无气泡扣2分，未调整液面在"0"刻度扣2分，至本部分分值扣完	
		记初始读数	5	读数时滴定管不垂直扣1分，在滴定管夹上读数扣3分；视线与液体凹面不水平一次扣2分；记录数据不及时扣2分，共3次，至本部分分值扣完	
			2	数据记录准确至小数点后2位数，不正确扣2分	
		正确滴定	2	滴定时形成水流扣2分；不是左手捏橡胶管，右手旋摇锥形瓶，扣1分，不是先快后慢扣1分	
			2	滴定管不垂直扣一次1分；左手离开旋塞扣一次1分	
		终点控制	4	加入最后一滴或半滴，溶液由粉红色变为无色为终点，不正确扣4分，终点时滴定管尖有气泡扣4分，至本部分分值扣完	
		终点数据记录	4	读数时滴定管不垂直扣1分；没有取下滴定管读数扣1分；视线与液体凹面不水平一次扣1分；数据记录不正确扣2分，共3次，至本部分分值扣完	
		补加溶液	2	进行下一次滴定前，加溶液至"0"刻度，少一次扣1分；在滴定管夹上加溶液扣2分，至本部分分值扣完	
		平行测定	4	少一次扣4分	
4	pH测定（15分）	校正仪器、润洗电极、测定	15	校正仪器不正确一次扣5分，润洗电极不正确一次扣3分，清洗、擦拭电极不正确一次扣2分，数据记录不及时扣2分，至本部分分值扣完	

续表

序号	考核内容	考核要点	分值	评分标准		得分及扣分依据
5	结束工作（2分）	台面整理	2	自来水洗涤玻璃仪器,少洗一个扣1分,滴定管未倒置且旋塞打开扣1分,玻璃仪器摆放不整齐扣1分,滤纸未扔进垃圾桶扣1分,至本部分分值扣完		
6	测定结果（32分）	结果计算	6	公式不正确扣6分,计算错误扣4分,有效数字处理不正确扣2分,至本部分分值扣完		
		平均值,平均偏差和相对平均偏差	4	共3个计算,每个计算公式不正确扣3分,计算错误扣2分,有效数字处理不正确扣2分,直至本部分分值扣完		
		精密度 $R_a = \dfrac{\bar{d}}{\bar{x}} \times 100\%$	11	$\leqslant 0.2\%$	得11分	
				$\leqslant 0.5\%$	得5分	
				$\leqslant 1.0\%$	得4分	
				$\leqslant 2\%$	得1分	
				$\leqslant 2.5\%$	得0分	
		准确度 $\dfrac{平均值-对照值}{对照值} \times 100\%$	11	$\pm 0.1\%$	得11分	
				$\pm 0.5\%$	得5分	
				$\pm 1.0\%$	得4分	
				$\pm 2\%$	得1分	
				$\geqslant \pm 2.5\%$	得0分	
	总分					

注:各校根据实验条件和学生情况酌情评分。

（李国喜）

任务十　滴定分析基本操作技能训练

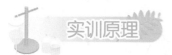

1. 掌握滴定分析的基本原理和方法。
2. 掌握酸式滴定管和碱式滴定管的操作手法。
3. 学会滴定的基本操作。

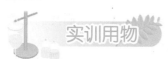

滴定分析法是准确度比较高的一种常量分析方法,是将一种已知其准确浓度的试剂溶液滴加到被测物质的溶液中,直到化学反应完全时为止,然后根据所用试剂溶液的浓度和体积求得被测物质含量的方法。而准确测量溶液的体积是获得良好分析结果的重要前提条件。

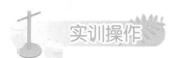

酸式滴定管(50 ml)、碱式滴定管(50 ml)、凡士林,滤纸、滴定管架、烧杯(100 ml)、玻璃棒、漏斗。

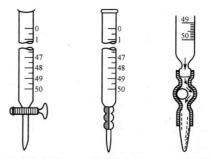

(一) 滴定管的分类和使用练习

1. 分类(图 10-1)　分析用滴定管分为两种:酸式滴定管和碱式滴定管。酸式滴定管下端有一玻璃活塞,可以控制溶液滴速,主要用于盛放酸性和氧化性溶液;碱式滴定管下端连接一段橡皮管,橡皮管中间有一个玻璃珠,也可用来控制溶液流速。酸式滴定管不能用来盛放碱性溶液,如 $NaOH$、KOH 等;碱式滴定管不能盛放酸性溶液和氧化性溶液,如 H_2SO_4、$KMnO_4$ 等。

(a) 酸式滴定管　(b) 碱式滴定管　(c) 玻璃管嘴

图 10-1　几种滴定管

新买来或无明显污渍的滴定管,可直接用自来水冲洗后,用少量蒸馏水清洗3~4次即可。如果污渍较多,可用洗涤剂浸泡、刷子刷洗或用铬酸洗液润洗后,用水冲洗干净。

2. 使用练习

(1) 滴定前的准备:滴定管在使用之前应先检查活塞是否转动灵活、是否漏液。检查是否漏水的方法:将滴定管活塞关闭或橡皮管连接好,装入自来水后固定在滴定管夹上,静置约2分钟后用干燥的滤纸在滴定管尖和活塞处检查是否漏水,如果不漏水,将活塞快速旋转180°后静置约2分钟,用干燥的滤纸在滴定管尖和活塞处检查是否漏水。如果酸式滴定管漏水或活塞活动不自如,应拆下活塞,用干净的纸擦干活塞和塞槽内壁,重新涂抹少量凡士林,向同一方向转动活塞,直到从外观上呈现透明状为止(图10-2),再重新检查是否漏水。如果碱式滴定管漏液,可能是玻璃珠与橡皮管不配套,应更换玻璃珠或橡皮管。试漏后将滴定管固定于滴定管夹上,装入蒸馏水备用。

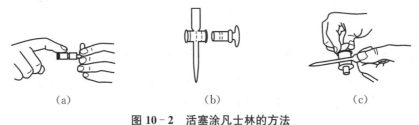

(a)   (b)   (c)

图 10-2 活塞涂凡士林的方法

(2) 装滴定液:使用时,放出滴定管中的蒸馏水,用待装溶液(每次5~10 ml)润洗滴定管2~3次,润洗时要边旋转边放平滴定管,使内壁全部润洗到,润洗后从下端放出润洗液。将待装液装入滴定管至"0"刻度以上,观察管中有无气泡,如有气泡,应将其排出。碱式滴定管排气泡方法见图10-3。排完气泡,使橡胶管垂直后再松手,以免在管尖产生气泡。

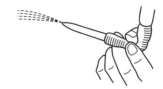

图 10-3 滴定管排气法

酸式滴定管排气泡的方法与碱式滴定管类似,具体方法为:右手将滴定管倾斜约30°,左手迅速旋开活塞冲走气泡后关上活塞。

(3) 数据读取:滴定管装满溶液或排出气泡后,必须等1~2分钟,待附着在内壁上的溶液流下后,再读数。读数时,滴定管的出口尖嘴外应无液滴悬挂、尖嘴管内无气泡。将滴定管取下,手持滴定管无刻度的上下两部分(最好不要用手拿有刻度的部分),保证滴定管处于垂直状态。待液面稳定后,在视线与液体凹圆面处于同一水平面的状态下进行读数(图10-4),必要时可在滴定管后面衬黑白两色的读数卡。如是 $KMnO_4$ 等颜色较深的液体,看不清凹圆面,也可在滴定前后都读取液面最高点的刻度;使用蓝带滴定管时,液面呈现三角交叉点,读取交叉点与刻度相交之点的读数(图10-5)。一般情况下不将滴定管固定在架上读数。

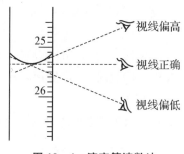

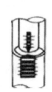 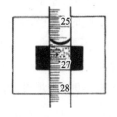

图 10-4 滴定管读数法   图 10-5 滴定管蓝带读数和读数卡读数

读数要求读到小数点后第二位,即要估计到 0.01 ml,及时做好记录。滴定中消耗溶液的体积等于终读数与初读数之差。

(4) 滴定操作:滴定开始前,将悬挂在滴定管尖端上的液滴除去,读取初读数,然后把滴定管垂直夹在滴定管架上。滴定时,左手操控活塞或捏玻璃珠以控制液体流速,使液体逐滴加入,右手旋摇锥形瓶,使滴定液和被滴定液充分反应。具体操作见图 10-6、图 10-7 和图 10-8。

在捏碱式滴定管玻璃珠时,左手小指与无名指夹住出口管,拇指与食指在玻璃珠一侧捏挤乳胶管,使玻璃珠向手心一侧移动,溶液从玻璃珠与乳胶管空隙处流出。不得在玻璃珠上部或下部捏挤使得玻璃珠上下移动;捏玻璃珠下部乳胶管还会造成空气进入出口管形成气泡,造成读数不准确。

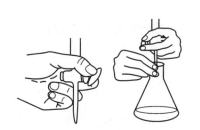 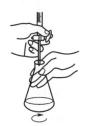 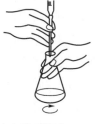

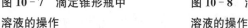

图 10-6 酸式滴定管滴定   图 10-7 滴定锥形瓶中   图 10-8 滴定烧杯中
的操作手法   溶液的操作   溶液的操作

(5) 结束实验:滴定实验结束后,滴定管内的剩余溶液应弃去,不要倒回原瓶中,以免沾污标准滴定溶液。要将滴定管用自来水冲洗干净,倒置在滴定管夹上,酸式滴定管要打开旋塞使上下空气流通,若滴定管长期不用,要在活塞和塞槽之间垫一小片白纸。

3. 注意事项

(1) 将溶液加入滴定管时,试剂瓶和滴定管的高度要低于眼睛的水平高度。对于有腐蚀性的强酸或强碱,为防止加液时腐蚀手,可在滴定管口悬放(使空气流通)一干净的漏斗后再加液体。悬放干净漏斗的手法见图 10-9。不允许将滴定管夹在滴定管架上加入溶液。

(2) 在进行滴定管的洗涤、滴定、读数等操作步骤时,最好不要用手拿有刻度的部分;在进行平行测试时,应选用滴定管相同部分进行读数,

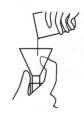

图 10-9 滴定管悬放漏斗加液

最好每次滴定都从 0.00 ml 开始,或接近 0 的任意刻度开始,这样可以减少滴定误差。

(3)滴定时,左手不能离开旋塞而任溶液自流。

(4)摇瓶时,应微动腕关节,使溶液向同一方向旋转(左、右旋转均可),不能前后振动,以免溶液溅出。不要因摇动使瓶口碰在滴定管口上,以免造成事故。摇瓶时,一定要使溶液旋转出现有一漩涡,因此,要求有一定速度,不能摇得太慢,影响化学反应的进行。

(5)滴定时,要观察滴落点周围颜色的变化。不要看滴定管上的刻度变化而不顾滴定反应的进行。

(6)滴定速度控制方面,一般开始时,滴定速度可稍快,呈"见滴成线",即每秒 3~4 滴,而不要滴成"水线",这样滴定速度太快。接近终点时,应改为一滴一滴加入,即加一滴摇几下,再加,再摇。最后是每加半滴摇几下锥形瓶,直至溶液出现明显的颜色变化为止。

半滴的控制和吹洗:快到滴定终点时,要一边摇动,一边逐滴滴入,甚至是半滴半滴地滴入。用酸管时,可轻轻转动旋塞,使溶液悬挂在出口管嘴上,形成半滴,甚至不到半滴,使液滴悬而不落,用锥形瓶内壁将其沾落,再用洗瓶吹洗锥形瓶内壁。对于碱管,加半滴溶液时,应先松开拇指与食指,将悬挂的半滴溶液沾在锥形瓶内壁上,再放开无名指和小指,这样可避免出口管尖出现气泡。

滴入半滴(甚至不到半滴)溶液时,可采用倾斜锥形瓶的方法,将附于壁上的溶液冲刷至瓶中。这样可避免吹洗次数太多,造成被滴物过度稀释。

(二)课堂实验练习

1. 对酸式滴定管进行检漏、涂油、洗涤、待装溶液润洗的练习。

2. 分别用酸式、碱式滴定管进行装管、排气练习,并用蒸馏水代替溶液进行滴定操作练习。

3. 用酸式、碱式滴定管进行下面的练习:

(1)连续滴加的方法,即一般的滴定速度,"见滴成线"的方法。

(2)控制一滴一滴加入的方法,做到需要一滴就能只加一滴。

(3)使液滴悬而不落,只加半滴,甚至不到半滴的方法。

(三)数据记录

蒸馏水代替溶液,用滴定管进行滴定操作练习时的数据记录于表 10-1。

表 10-1

记录项目	初始读数	末读数	液体体积
数据记录			

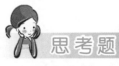 思考题

1. 滴定管、容量瓶、烧杯等滴定分析仪器洗净的标志是什么?

2. 酸式滴定管和碱式滴定管的特征是什么?

3. 为什么滴定时每次都应从零刻度或零刻度以下附近开始?

【滴定分析基本操作技能训练评分标准】

评分员:　　　　　　班级:　　　　　姓名:　　　　　学号:　　　　　得分:

项　目	分值	操作实施要点	得分及扣分依据
课前素质要求 (5分)	5	按时上课,着装整洁并穿白大褂,有实验预习报告。	
操作过程 操作前准备 (25分)	3	仪器检查:齐全、完好(如果缺少未报告扣1分,未使用过仪器可在老师介绍后检查完好性)	
	5	正确取用实验相应的酸式或碱式滴定管	
	4	按要求清洗酸式或碱式滴定管	
	5	正确拆装酸式滴定管并对活塞涂凡士林	
	8	对滴定管进行检漏和2~3次的润洗	
操作中 (60分)	5	装入标准溶液(用蒸馏水替代)时没有泼洒	
	5	是否正确排除滴定管中的气体	
	10	是否调整滴定管中溶液的弯月面与零刻度线相切	
	5	滴定时锥形瓶的摇动是否为同一方向的圆周运动	
	5	能否进行连续滴加的操作	
	10	能否进行一滴一滴加入的操作	
	10	能否进行液滴悬而不落,只加半滴的操作	
	10	滴定管中溶液的读数是否正确	
操作后整理 (5分)	5	台面整理,仪器清洗,有数据记录	
评价(5分)	5	态度认真,不做与实验无关的事,无串岗	
总　分			

注:各校根据实验条件和学生情况酌情评分。

(郑　杰)

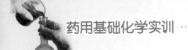

任务十一　NaOH 标准溶液的配制与标定

实训目标

1. 掌握 NaOH 标准溶液的配制和标定操作,掌握酚酞指示剂确定终点的方法。
2. 熟悉邻苯二甲酸氢钾的性质和应用,了解草酸的性质和应用。
3. 巩固电子天平称量和溶液配制的操作。

实训原理

NaOH 固体在空气中易吸收 CO_2 和 H_2O,应采用间接法配制其标准溶液,即先配成近似浓度(通常接近 $0.1\ mol/L$)的溶液,再用基准物质或已知准确浓度的溶液进行标定,从而确定其准确浓度。

NaOH 溶液标定最常用的基准物质是邻苯二甲酸氢钾,也可以使用草酸。

1. 邻苯二甲酸氢钾(KHP)　邻苯二甲酸氢钾相对分子质量为 204.22,易制得纯品,在空气中不吸收 H_2O,利于保存,使用前在 110 ℃下干燥 1~2 小时。与 NaOH 等物质进行反应,方程式为:

$$\text{苯环}\begin{array}{l}\text{—COOH}\\\text{—COOK}\end{array} + NaOH \longrightarrow \text{苯环}\begin{array}{l}\text{—COONa}\\\text{—COOK}\end{array} + H_2O$$

产物是强碱弱酸盐($pH \approx 9.20$),偏碱性,因此要选用酚酞作指示剂指示化学计量点。计算 NaOH 浓度的公式为:

$$c_{NaOH} = \frac{\dfrac{m_{邻苯二甲酸氢钾}}{M(204.22)} \times 1\,000}{V_{NaOH}} \qquad (m_{邻苯二甲酸氢钾}\text{单位}:g, V_{NaOH}\text{单位}:ml)$$

2. 草酸($H_2C_2O_4 \cdot 2H_2O$)　草酸含两个结晶水,相对分子质量为 126.07,在相对湿度 5%~95% 时较稳定,由于光能加快空气氧化草酸,需避光保存。与 NaOH 按物质的量比 1:2 进行反应,方程式为:

$$H_2C_2O_4 + 2NaOH =\!=\!= Na_2C_2O_4 + 2H_2O$$

产物仍然是强碱弱酸盐($pH \approx 8.40$),同样选择酚酞作为指示剂。计算 NaOH 浓度的公式为:

$$c_{NaOH}=\frac{2\times\dfrac{m_{草酸}}{M(126.07)}\times1\,000}{V_{NaOH}}\quad(m_{草酸}单位:g,V_{NaOH}单位:ml)$$

以上配制好的标准溶液浓度要保留 4 位有效数字。

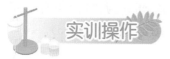 **实训用物**

1. **仪器** 台秤、电子天平、称量瓶、洗瓶、玻璃棒、酒精灯、烘箱、烧杯(50 ml)、量筒(50 ml)、细口瓶(1 000 ml)、碱式滴定管(50 ml)、锥形瓶(250 ml)。

2. **试剂** 固体 NaOH、酚酞试剂(1%)、固体邻苯二甲酸氢钾。

实训操作

(一)操作流程

配制 NaOH 溶液操作流程见图 11-1。

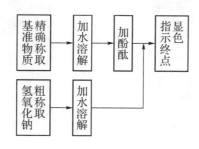

图 11-1　NaOH 溶液配制流程

(二)操作步骤

1. **NaOH 近似浓度(0.1 mol/L)溶液的配制**　台秤粗略称取固体 NaOH 约 4 g,加蒸馏水使之溶解,并转移到 1 000 ml 细口瓶中,继续用蒸馏水稀释至 1 000 ml,充分摇匀后用橡皮塞塞紧瓶口备用。

2. **基准物质 KHP 溶液的配制**　使用电子天平采用差减法,依次精确称取 0.4~0.6 g 已烘干的 KHP,如图 11-2、图 11-3,则称取的 KHP 质量为 18.430 1 g—17.929 9 g=0.500 2 g。分别放入三个已编号的 250 ml 锥形瓶中,量筒量取 25 ml 蒸馏水加入溶解(可稍加热促进溶解),冷却后加 2~3 滴酚酞指示剂。

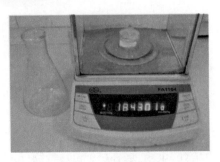

图 11-2　差减法（1）

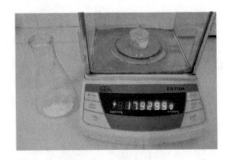

图 11-3　差减法（2）

3. 标定　标定选用碱式滴定管。将步骤（1）配制的 NaOH 溶液加入到碱式滴定管中，依次滴定三个锥形瓶中的溶液。当溶液出现浅粉色并且保持 30 秒不褪色，可认为达到了化学计量点，记录所消耗的 V_{NaOH}。如下图则加入的 NaOH 溶液为 24.50 ml（图 11-4、图 11-5）。

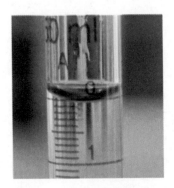

图 11-4　NaOH 溶液标定（1）

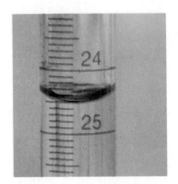

图 11-5　NaOH 溶液标定（2）

可提前根据公式按 NaOH 浓度 0.1 mol/L、KHP 质量 0.5 g，近似计算需要消耗 NaOH 溶液的体积约为 25 ml，因此在接近该值时要控制滴定速度，防止出现较大误差。如图 11-6 所示，1 号滴定结果较为准确，2 号加入不足，3 号加入过量。

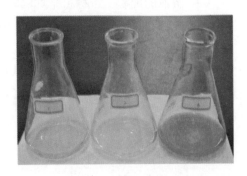

图 11-6　滴定结果比较

（三）实验结果

将实验结果记录在表 11-1 中。

表 11-1　NaOH 标准溶液的标定

项 目	1	2	3
m_{KHP}（g）			
V_{NaOH}（ml）			
c_{NaOH}（mol/L）			
平均值（mol/L）			
平均偏差			
相对平均偏差			

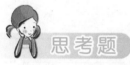

1. 已知在 NaOH 固体中因吸收了 CO_2 而存在少量 Na_2CO_3，如何在配制溶液前除去其中的 CO_3^{2-}，减少不必要的误差？

2. 用已失去部分结晶水的草酸作为基准物质标定 NaOH 溶液时，对结果的精确度有无影响？为什么？

3. 滴定前往装有 KHP 的锥形瓶中加入一定体积的蒸馏水，对滴定结果是否有影响？

【NaOH 标准溶液的配制与标定评分标准】

评分员：　　　　班级：　　　　姓名：　　　　学号：　　　　得分：

项　目		分值	操作实施要点	得分及扣分依据
课前素质要求 （6 分）		6	按时上课，着装整洁并穿白大褂，有实验预习报告	
操作过程	操作前准备 （12 分）	4	仪器检查：齐全、完好（如果缺少未报告扣 1 分，未使用过仪器可在老师介绍后检查完好性）	
		4	试剂检测：齐全、完好（如果缺少未报告扣 1 分）	
		4	基准物质 KHP 烘干	
	操作中 （74 分）	12	电子天平预热 30 分钟，KHP 正确称量，准确记录，溶解完全（每项 3 分）	
		12	NaOH 固体称量操作准确，溶解后转移至细口瓶，摇匀，盖橡皮塞（每项 3 分）	
		16	选取碱式滴定管，润洗，排气泡，记录起始读数（每项 4 分）	
		6	KHP 溶解，加酚酞指示剂（每项 3 分）	
		16	滴速由快到慢，边加边振荡，最后靠半滴，用蒸馏水冲下（每项 4 分）	
		12	准确记录数据：精确到四位有效数字，算出平均值、平均偏差、相对平均偏差（每项 3 分）	
	操作后整理 （6 分）	6	台面整理，仪器清洗，填写使用记录	
评价（2 分）		2	态度认真，无串岗	
总　分				

注：各校根据实验条件和学生情况酌情评分。

（吴　晟）

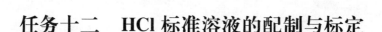

任务十二　HCl 标准溶液的配制与标定

实训预习

1. 预习盐酸滴定碳酸钠的滴定曲线及突跃范围。
2. 预习溶液的配制方法。
3. 预习分析天平的使用及减量法称量。
4. 预习酸式滴定管的使用方法。

实训目的

1. 练习溶液的配制和滴定的准备工作,掌握滴定的基本操作。
2. 学会用基准物质标定盐酸的方法。
3. 熟悉指示剂的变色观察,学会滴定终点的判断。

实训原理

市售浓盐酸为无色透明的 HCl 水溶液,HCl 含量约 37%(W/W),密度为 1.19 g/ml。由于浓盐酸挥发性强,直接配制准确性差,因此盐酸标准溶液只能用间接法配制。

标定盐酸的基准物常用无水碳酸钠和硼砂等,本实验选择无水碳酸钠为基准物,以甲基红—溴甲酚绿混合指示剂指示终点。无水碳酸钠作为基准物的优点是容易提纯、价格便宜,缺点是摩尔质量较小、具有吸湿性。因此碳酸钠需预先在 270~300 ℃下,于烘箱中烘至恒重,再置于干燥器中冷却备用。

计量点时溶液的 pH 为 3.9,突跃范围为 3.5~5.0。根据碳酸钠的质量和消耗盐酸的体积,可计算出盐酸的准确浓度。

$$2HCl + Na_2CO_3 \Longrightarrow 2NaCl + H_2O + CO_2 \uparrow$$

由于反应本身产生 H_2CO_3 会导致突跃不明显,致使指示剂颜色变化不敏感。因此,在接近终点之前(溶液由绿色变为紫红色),将溶液加热煮沸 2 分钟,以赶走 CO_2,冷却后继续滴定至紫红色即为终点。

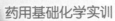
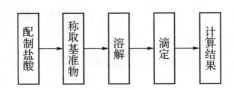

实训用物

1. **仪器** 托盘天平、分析天平、量筒、烧杯、玻璃棒、容量瓶(100 ml)、酸式滴定管(50 ml)、移液管(25 ml)、锥形瓶(250 ml)。

2. **试剂** 基准试剂无水 Na_2CO_3(在 270～300 ℃高温烘箱中烘烤至恒重,再置于干燥器中冷却)、盐酸(浓或 0.1 mol/L)、甲基红－溴甲酚绿混合指示剂(溶液Ⅰ:称取 0.2 g 甲基红,溶于 95％的乙醇中,用 95％乙醇稀释至 100 ml;溶液Ⅱ:称取 0.1 g 溴甲酚绿,溶于 95％的乙醇中,用 95％乙醇稀释至 100 ml;取 10 ml 溶液Ⅰ和 30 ml 溶液Ⅱ,混匀)。

实训操作

(一)操作流程

HCl 标准溶液的配制操作流程见图 12－1。

配制盐酸 → 称取基准物 → 溶解 → 滴定 → 计算结果

图 12－1 配制 HCl 标准溶液操作流程

(二)操作步骤

1. **0.1 mol/L 盐酸溶液的配制** 用小量筒量取浓盐酸 9.0 ml,加水稀释到 1 000 ml,混匀即得(公用)。

2. **基准液的配制** 用分析天平精密称取基准试剂无水碳酸钠约 1.1 g(减量法,先用托盘天平粗称),置于洁净的小烧杯中,加入约 30 ml 蒸馏水,搅拌使其溶解,转移至 100 ml 容量瓶中,并用 10～20 ml 蒸馏水清洗烧杯和玻璃棒 2 次,清洗液一并转入容量瓶中,再加蒸馏水至 100 ml,混匀即可。

3. **盐酸标准溶液的标定** 用少许待标定的盐酸溶液荡洗酸式滴定管 2～3 次,荡洗液从下端放出,然后再加入待标定的盐酸溶液至滴定管 0 刻度线以上,静置后小心调节至 0 刻度(见图 12－2)。用吸量管准确吸取基准液 25.00 ml 于 250 ml 锥形瓶中,滴加甲基红－溴甲酚绿混合指示剂 2～3 滴。用待标定的盐酸溶液滴定(见图 12－3)至由绿色变成紫红色,将被滴定液加热煮沸约 2 分钟,冷却后继续滴定至变成暗紫色,记录消耗标准溶液的体积。重复以上操作 2 次(共 3 次),并做空白试验。

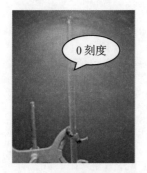

图 12-2　调整溶液至 0 刻度

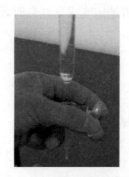

图 12-3　酸式滴定管的滴定操作

（三）实验结果

见表 12-1。

表 12-1　实验结果

	1	2	3
无水碳酸钠(g)			
HCl 初读数(ml)			
HCl 终读数(ml)			
V_{HCl}(ml)			
空白消耗 HCl 体积(ml)			
c_{HCl}(mol/L)			
V_{HCl}(ml)(平均)			
相对平均偏差			

 思考题

1. 为什么不能用直接法配制盐酸标准溶液？

2. 装被滴定液的锥形瓶是否需要烘干？

3. 滴定管挂有水珠未经荡洗直接装入滴定液，对结果将会产生什么影响？

4. 当被滴定液滴定变成紫红色时,为什么要将其加热?

5. 试分析实验中产生误差的原因。

【HCl 标准溶液的配制与标定评分标准】

评分员: 　　　　班级: 　　　姓名: 　　　学号: 　　　　得分:

项　目		分值	操作实施要点	得分及扣分依据
课前素质要求 (10 分)		5	按时上课,着装整洁并穿白大褂	
		5	有实验预习报告	
操作过程	操作前 准备(8 分)	4	仪器检查:齐全、完好(如果缺少未报告扣 1 分,未使用过仪器可在老师介绍后检查完好性)	
		4	试剂检测:齐全、完好(如果缺少未报告扣 1 分)	
	操作中 (75 分)	10	正确应用减量法称量(不用托盘天平粗称的扣 5 分)	
		5	正确配制基准液	
		5	用待标定的盐酸溶液荡洗滴定管 2~3 次	
		5	装入滴定液并调节至 0 刻度	
		10	正确进行滴定操作(手法错误酌情扣分)	
		5	被滴定液滴定至变成紫红色时,将其加热煮沸	
		5	冷却后继续滴定至紫红色为止	
		5	空白试验	
		5	准确读取并记录数据	
		10	重复性试验(少一次扣 5 分)	
		10	实验结果的准确性	
	操作后整理 (5 分)	5	台面整理,仪器清洗	
评价(2 分)		2	态度认真,无串岗	
总　分				

注:各校根据实验条件和学生情况酌情评分。

(程国友)

任务十三 阿司匹林含量的测定

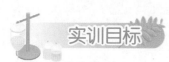
实训预习

1. 阿司匹林(乙酰水杨酸)的结构式是什么?有哪些主要的化学性质?
2. 研磨固体样品应如何操作?需注意什么?
3. 什么是返滴定法?

实训目标

1. 掌握测定阿司匹林的方法。
2. 学会利用返滴定法测定样品。

实训原理

阿司匹林是最常用的药物之一,而药片中一般都混有淀粉等不溶物,在冷乙醇中不易溶解完全,不宜直接滴定。而药片研磨成粉状后加入过量的 NaOH 标准溶液,加热一定时间便可以溶解且分解为水杨酸(即邻羟基苯甲酸)和乙酸盐,反应式如下:

$$\text{（苯环 COOH / OCOCH}_3\text{）} + 3OH^- = \text{（苯环 COO}^-\text{ / O}^-\text{）} + CH_3COO^- + 2H_2O$$

等反应完全后,再用 HCl 标准溶液回滴过量的 NaOH,以酚酞的粉红色刚刚消失为终点。根据滴定液使用量,计算阿司匹林的含量。

实训用物

1. 仪器　分析天平、研钵、酸式滴定管(25 ml)、移液管(10 ml)、容量瓶(250 ml)、锥形瓶(250 ml)、烧杯(250 ml)、滴管、吸耳球、玻棒、洗瓶等。
2. 试剂　NaOH 标准溶液(0.1 mol/L)、HCl 标准溶液(0.1 mol/L)、酚酞指示剂(2 g/L 乙醇溶液)、阿司匹林药片。

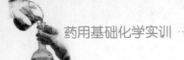

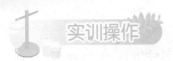

实训操作

（一）操作流程

实训操作流程见图 13-1。

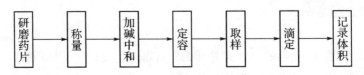

研磨药片 → 称量 → 加碱中和 → 定容 → 取样 → 滴定 → 记录体积

图 13-1 实训操作流程

（二）操作步骤

1. 将阿司匹林药片在研钵里研成粉末状，见图 13-2。

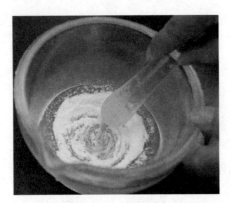

图 13-2 研磨药片

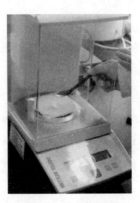

图 13-3 称量样品

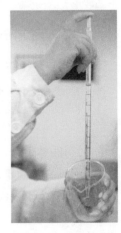

图 13-4 加碱中和

2. 在万分之一分析天平上准确称取一定量的药粉（约 0.12 g）（图 13-3），置于干燥的 100 ml 烧杯中。

3. 用移液管准确向烧杯加入 50.00 ml 0.1 mol/L NaOH 标准溶液后（图 13-4），盖上表面皿，轻摇几下，水浴加热 15 分钟（图 13-5），迅速用水冷却。

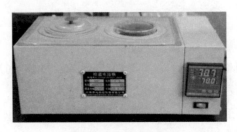

图 13-5 水浴加热

4. 将烧杯中的溶液定量转移至 250 ml 容量瓶中,用蒸馏水稀释至刻度线,摇匀。

操作步骤顺序:研磨→称量→加碱→水浴→冷却→转移→稀释→定容。

5. 准确移取上述试液 25.00 ml 于 250 ml 锥形瓶中,加入 2 滴酚酞指示剂,用 0.1 mol/L HCl 标准溶液滴至红色刚刚消失即为终点。

6. 记下消耗 HCl 溶液的体积,平行滴定 3 次。取平均值计算阿司匹林的含量。计算公式如下:

$$C_9H_8O_4(\%) = \frac{(cV)_{NaOH} \times 180.16 - 10 \times (cV)_{HCl} \times 180.16}{3m_s}$$

式中:c 为浓度,mol/L;

　　　V 为体积,ml;

　　　m_s 为阿司匹林药片质量,g。

含量测定操作顺序:取样→加水→加指示剂→滴定→读数→计算。

(三) 实验结果

将实验结果记录在表 13-1 中。

表 13-1　数据记录及处理

项　目	1	2	3
阿司匹林药片(g)			
消耗的 V_{HCl}(ml)			
与阿司匹林反应的 NaOH 的量(mol)			
阿司匹林的含量(%)			
相对偏差(%)			

(四) 注意事项

水浴加热 15 分钟后,用水冷却速度一定要快,以防水杨酸挥发或热溶液吸收空气中的 CO_2 造成测定误差。

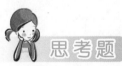

1. 阿司匹林含量的测定为何用返滴定法?

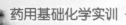
2. 如何对固体样品进行预处理?

3. 如何提高对终点颜色判断的灵敏度?

知识拓展

公元前5世纪,希腊医生希波克拉底以柳树皮制成一种苦药粉,当然他并不知道他所跨出的这一步,至今竟会成为价值数十亿美元的产业。如今每年有逾两千亿颗阿司匹林被人服用,而且每年都会有新的用途被发现。到了1950年,阿司匹林已经成为世界最畅销的药物。然而,随着新的止痛药开始瓜分市场,阿司匹林只是被当做一个普通的药物而已。然而医生们在临床上逐渐发现它不仅仅是止痛药,每天服用阿司匹林可以大幅降低心脏病发作的概率。近年来,阿司匹林被证实有助于许多疾病的治疗,包括中风、白内障,以及许多种类的癌症。

【阿司匹林含量的测定评分标准】

评分员:　　　　　　班级:　　　　　姓名:　　　　　学号:　　　　　得分:

项　目		分值	操作实施要点	得分及扣分依据
课前素质要求 (6分)		6	按时上课,着装整洁并穿白大褂,有实验预习报告	
操作过程	操作前准备 (8分)	4	仪器检查:齐全、完好(如果缺少未报告扣1分,未使用过仪器可在老师介绍后检查完好性)	
		4	试剂检测:齐全、完好(如果缺少未报告扣1分)	
	操作中 (70分)	5	正确研磨药品(研钵使用朝一个方向研碎物品,切不可向下敲击研钵,研磨后样品细腻成粉末状)	
		12	分析天平的操作规范:水泡应位于水平仪中心(不在中心扣2分),接通电源预热30分钟(时间未到扣2分),打开开关ON并显示称量模式0.000 0 g(操作不正确扣2分),将称量物放入盘中央(不在中央扣2分),待读数稳定后(未稳定扣2分),该数字即为被称物体的质量(正确记录2分)(每项2分)	
		5	样品溶解完全(未溶解扣2分),正确做水浴(操作不规范扣2分),冷凝操作(没做扣1分)	
		4	定容操作正确(超过或未到扣2分),摇匀操作正确(手拿姿势不规范扣2分)(每项2分)	
		12	滴定剂润洗3次(少此项扣3分),每次润洗溶液用量8~10 ml(不在此范围扣2分),滴定剂直接由试剂瓶装入滴定管(其他方式均扣2分),赶气泡操作正确(不规范扣3分),调液面至刻度"0"处或略低(此项2分)	
		25	初读数正确(姿势不规范扣2分),管尖半滴处理正确(未处理扣2分),活塞操作正确(手势不规范扣3分),摇动操作正确(向一个方向摇动,乱晃扣3分),能根据滴定时溶液颜色变化和反应特点掌握滴定速度(滴速过快或过慢扣3分),滴定终点时能一滴一滴或半滴半滴滴定(缺此项扣4分),终读数准确并及时记录(读数不及时、不正确,记录不科学各扣3分)	
		7	做平行试验(未做扣3分)、三次体积相差不超过0.02(超过扣4分)	
	操作后整理 (6分)	6	台面整理,仪器清洗	
评价(10分)		4	态度认真,无串岗	
		6	报告认真完成,按时交报告	
总　分				

注:各校根据实验条件和学生情况酌情评分。

(周恩红)

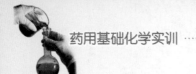
任务十四　混合碱液的成分分析——双指示剂法

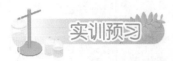

1. 预习双指示剂法测定混合碱的原理和方法。
2. 预习测定混合碱成分的操作步骤。

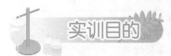

1. 掌握双指示剂法测定混合碱的原理和方法。
2. 巩固移液管、容量瓶、滴定管的使用方法。
3. 巩固滴定终点控制操作技能及酸碱滴定终点的正确判断技能。

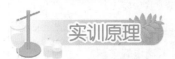

混合碱是 Na_2CO_3 与 NaOH 或 Na_2CO_3 与 $NaHCO_3$ 的混合物,可采用双指示剂法进行分析,测定各组分的含量。

在混合碱的试液中加入酚酞指示剂,用 HCl 标准溶液滴定至溶液粉红色刚好褪去。此时试液中所含 NaOH 完全被中和,Na_2CO_3 也被滴定成 $NaHCO_3$,反应如下:

$$NaOH + HCl = NaCl + H_2O$$
$$Na_2CO_3 + HCl = NaCl + NaHCO_3$$

设滴定时消耗盐酸的体积为 V_1 ml。再加入甲基橙指示剂,继续用 HCl 标准溶液滴定至溶液由黄色变为橙色即为终点。此时 $NaHCO_3$ 被中和成 H_2CO_3,反应为:

$$NaHCO_3 + HCl = NaCl + H_2O + CO_2 \uparrow$$

若滴定终点时滴定管的读数为 V' ml,设 $NaHCO_3$ 被中和成 H_2CO_3 消耗盐酸的体积为 V_2,则:$V_2 = V' - V_1$。根据 V_1 和 V_2 可以判断出混合碱的组成。

设量取混合碱试液的体积为 V ml,当 $V_1 > V_2$ 时,试液为 NaOH 和 Na_2CO_3 的混合物,NaOH 和 Na_2CO_3 的含量(以质量浓度 g/L 表示)可由下式计算:

$$\rho_{NaOH} = \frac{(V_1 - V_2) c_{HCl} M_{NaOH}}{V}$$

$$\rho_{Na_2CO_3} = \frac{V_2 c_{HCl} M_{Na_2CO_3}}{V}$$

当 $V_1 < V_2$ 时，试液为 Na_2CO_3 和 $NaHCO_3$ 的混合物，Na_2CO_3 和 $NaHCO_3$ 的含量（以质量浓度 g/L 表示）可由下式计算：

$$\rho_{Na_2CO_3} = \frac{V_1 c_{HCl} M_{Na_2CO_3}}{V}$$

$$\rho_{NaHCO_3} = \frac{(V_2 - V_1) c_{HCl} M_{NaHCO_3}}{V}$$

实训用物

1. 仪器　酸式滴定管（50 ml）、电子天平、移液管（25 ml）、锥形瓶、小烧杯、量筒（50 ml）、滤纸、玻璃棒、称量纸、洗瓶。

2. 试剂　HCl（0.1 mol/L）、混合碱溶液、甲基橙（1 g/L 水溶液）、酚酞（2 g/L 乙醇溶液）、蒸馏水。

实训操作

（一）操作流程

操作流程见图 14－1。

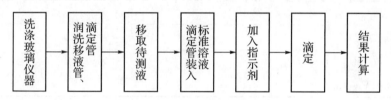

图 14－1　操作流程

（二）操作步骤

1. 0.1 mol/L HCl 溶液浓度的标定

（1）先后用自来水、蒸馏水洗涤酸式滴定管、三个锥形瓶、小烧杯、50 ml 量筒、玻璃棒，并给锥形瓶编号。

（2）在电子天平上准确称取 0.2 g 左右的无水 Na_2CO_3 3 份置于已编号的锥形瓶中，用量筒加 30～40 ml 蒸馏水，玻璃棒搅拌使其溶解。

（3）用 0.1 mol/L HCl 溶液润洗滴定管 3 次，将盐酸装入滴定管中，排出滴定管尖嘴部分的气体，调整液面到"0"刻度或"0"刻度附近，记下滴定管的初始读数。

（4）取其中一个锥形瓶，加 2 滴甲基橙，用待标定的 0.1 mol/L HCl 滴定至溶液由淡黄色变为橙红色即为终点，记下消耗 HCl 溶液的体积。

（5）平行测定 3 次，根据消耗 HCl 溶液的体积，算出 HCl 溶液的浓度，并计算平均偏差和相对平均偏差。

2. 混合碱的测定

（1）先后用自来水、蒸馏水洗涤三个锥形瓶、25 ml 移液管、小烧杯，并给锥形瓶编号。

（2）用混合碱溶液润洗 25 ml 移液管 3 次，润洗时，将溶液倒入洗净的烧杯中，用滤纸除尽移液管尖部内外的液体，再进行移液管和烧杯的润洗。

（3）将步骤 1 中标定盐酸的滴定管中补加盐酸至"0"刻度以上，调整液面到"0"刻度或"0"刻度附近，记下滴定管的初始读数。

（4）在三只洗净的锥形瓶中分别用 25 ml 移液管各加入 25.00 ml 混合碱溶液。

（5）取其中一只锥形瓶，加 2～3 滴酚酞[①]，以盐酸溶液滴定至粉红色刚好变为无色[②]，为第一终点，记下 HCl 标准溶液体积 V_1 ml，再加入 2 滴甲基橙，继续用 HCl 标准溶液滴定至溶液由黄色恰变橙色[③]，为第二终点，记下 HCl 滴定管的读数 V' ml。

平行测定 3 次，根据两次滴定终点所消耗盐酸的体积，判断混合物的组成，计算各组分的含量，并计算平均偏差和相对平均偏差。

（三）实训记录与数据处理

1. 0.1 mol/L HCl 溶液浓度的标定

称量次数	第 1 次	第 2 次	第 3 次
Na_2CO_3 的质量（g）			

滴定次数	第 1 次	第 2 次	第 3 次
HCl 初读数（ml）			
HCl 终读数（ml）			
消耗的体积 V_{HCl}（ml）			

2. 混合碱的测定

HCl 标准溶液浓度（mol/L）			
混合碱体积（ml）	25.00	25.00	25.00
滴定初始读数（ml）			
第一终点读数 V_1（ml）			
第二终点读数 V'（ml）			
V_2（ml）			

注：①混合碱系 NaOH 和 Na_2CO_3 组成时，酚酞指示剂可适当多加几滴，否则常因滴定不完全使 NaOH 的测定结果偏低，Na_2CO_3 的测定结果偏高。

②在达到第一终点前，不要因为滴定速度过快，造成溶液中 HCl 局部过浓，引起 CO_2 的损失，带来较大的误差，滴定速度也不能太慢，摇动要均匀。

③近终点时，一定要充分摇动，以防形成 CO_2 的过饱和溶液而使终点提前到达。

1. 双指示剂法测定混合碱,在同一份溶液中测定,判断在下列五种情况下试样的组成。(1) $V_1=0$;(2) $V_2=0$;(3) $V_1>V_2$;(4) $V_1<V_2$;(5) $V_1=V_2$。

2. 测定混合碱时,酚酞褪色前,由于滴定速度太快,摇动不均匀,使滴入的 HCl 局部过浓致使 Na_2CO_3 或 $NaHCO_3$ 迅速转变为 H_2CO_3 并分解为 CO_2,当酚酞恰好褪色时,记下 HCl 体积 V_1,这对测定结果有何影响?

【混合碱液的成分分析——双指示剂法评分标准】

评分员: 班级: 姓名: 学号: 得分:

序号	考核内容	考核要点	分值	评分标准	得分及扣分依据
1	仪器准备(4分)	玻璃仪器洗涤	4	少洗一个扣1分,至本部分分值扣完	
2	移取混合碱样品(20分)	润洗	4	未润洗移液管,直接判定本次实验不合格;移液管直接插入试剂瓶扣2分,润洗前未用滤纸擦拭管尖部,每次扣1分,至本部分分值扣完	
		吸取	1	移取前未用滤纸擦拭移液管尖部扣1分	
			2	不是左手拿洗耳球,右手拿吸量管,一次扣1分,共6次,至本部分分值扣完	
		定容	2	移液管调节液面前未用滤纸擦拭管尖部,一次扣1分,共3次,至本部分分值扣完	
			5	调节液面时视线与刻度线不水平一次扣3分,吸量管不垂直一次扣2分,容器不倾斜扣1分,至本部分分值扣完	
		放液	4	移液管不垂直一次扣1分,容器不倾斜一次扣1分,管尖离开瓶内壁一次扣1分,至本部分分值扣完	
			2	放液结束移液管未停留15秒后移开一次扣1分,至本部分分值扣完	

续表

序号	考核内容	考核要点	分值	评分标准	得分及扣分依据
3	滴定操作（34分）	润洗	3	未润洗滴定管,直接判定本次实验不合格;使用溶液过多每次扣1分,共三次,至本部分分值扣完	
		装管、排气	3	在滴定管夹上加溶液扣1分,未排至管尖无气泡扣2分,未调整液面在"0"刻度扣2分,至本部分分值扣完	
		记初始读数	6	读数时滴定管不垂直扣1分,在滴定管夹上读数扣3分;视线与液体凹面不水平一次扣2分;记录数据不及时扣2分,共3次,至本部分分值扣完	
			2	数据记录准确至小数点后2位数,不正确扣2分	
		正确滴定	3	滴定时形成水流扣2分;不是左手操控活塞,右手旋摇锥形瓶,扣1分,不是先快后慢扣1分	
			2	滴定管不垂直扣一次1分;左手离开旋塞一次1分	
		终点控制	4	加入最后一滴或半滴,溶液由粉红色变为无色为终点,不正确扣4分	
		终点数据记录	5	读数时滴定管不垂直扣1分;没有取下滴定管读数扣1分;视线与液体凹面不水平一次扣1分;数据记录不正确扣2分,共3次,至本部分分值扣完	
		补加溶液	2	进行下一次滴定前,加溶液至"0"刻度,少一次扣1分;在滴定管夹上加溶液扣2分,至本部分分值扣完	
		平行测定	4	少一次扣4分	
4	结束工作(2分)	台面整理	2	自来水洗涤玻璃仪器,少洗一个扣1分,滴定管未倒置且旋塞打开扣1分,玻璃仪器摆放不整齐扣1分,滤纸未扔进垃圾桶扣1分,至本部分分值扣完	
5	测定结果（40分）	结果计算	8	公式不正确扣8分,计算错误扣4分,有效数字处理不正确扣2分,至本部分分值扣完	
		平均值,平均偏差和相对平均偏差	4	共3个计算,每个计算公式不正确扣3分,计算错误扣2分,有效数字处理不正确扣2分,直至本部分分值扣完	
		精密度 $R_{\bar{d}}=\dfrac{\bar{d}}{\bar{x}}\times100\%$	14	$\leqslant0.2\%$　　得14分 $\leqslant0.5\%$　　得5分 $\leqslant1.0\%$　　得4分 $\leqslant2\%$　　得1分 $\leqslant2.5\%$　　得0分	
		准确度 $\dfrac{平均值-对照值}{对照值}\times100\%$	14	$\pm0.1\%$　　得14分 $\pm0.5\%$　　得5分 $\pm1.0\%$　　得4分 $\pm2\%$　　得1分 $\geqslant\pm2.5\%$　　得0分	
	总分				

注:各校根据实验条件和学生情况酌情评分。

（周建庆）

任务十五　AgNO₃滴定液的配制与标定

实训预习

1. 预习沉淀滴定法的相关知识。
2. 预习基准物质以及作为基准物质的要求。
3. 预习空白试验以及做空白试验的必要性。
4. 预习分析天平、烘箱、滴定管等仪器的使用方法。

实训目的

1. 掌握 $0.1\ mol/L\ AgNO_3$ 滴定液的配制和标定方法。
2. 熟悉铬酸钾指示剂法的原理。
3. 学会铬酸钾指示剂法观察与判断滴定终点。
4. 了解滴定分析的基本操作。

实训原理

铬酸钾指示剂法(又称莫尔法)是用基准 NaCl 标定 $AgNO_3$ 溶液,采用 K_2CrO_4 作为指示剂,在中性或弱碱性溶液中直接以 $AgNO_3$ 溶液滴定 NaCl 溶液,终点时溶液由白色沉淀变为砖红色。

由于 AgCl 的溶解度小于 K_2CrO_4 的溶解度,根据分步沉淀的原理,首先沉淀析出 AgCl 沉淀,待 Cl^- 完全被滴定后,稍过量的 Ag^+ 与 CrO_4^{2-} 反应,产生 Ag_2CrO_4 砖红色的沉淀指示滴定终点。

$$终点前\quad Ag^+ + Cl^- == AgCl\downarrow(白色)$$
$$终点时\quad 2Ag^+ + CrO_4^{2-} == Ag_2CrO_4\downarrow(砖红色)$$

实训用物

1. 仪器　电子天平、药匙、烧杯(500 ml、150 ml)、酸式滴定管(50 ml,棕色)、玻璃棒、移液管(25 ml)、试剂瓶、铁架台、锥形瓶(250 ml)、烘箱、称量瓶、量筒(50 ml)、洗耳球、胶头滴管。

2. 试剂　$AgNO_3$(AR)、NaCl(基准物质 AR)、K_2CrO_4 指示剂(5%水溶液)、蒸馏水。

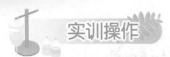

（一）操作流程

操作流程见图 15-1。

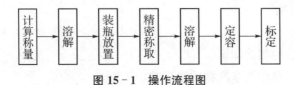

计算称量 → 溶解 → 装瓶放置 → 精密称取 → 溶解 → 定容 → 标定

图 15-1　操作流程图

（二）操作步骤

1. 0.1 mol/L $AgNO_3$ 滴定液的配制　计算出配制约 0.1 mol/L $AgNO_3$ 溶液 250 ml 所需要 $AgNO_3$ 的质量。在电子天平上称取所需 $AgNO_3$ 的量，放入 500 ml 烧杯中，加适量蒸馏水溶解，稀释至 250 ml，再定量转移到棕色试剂瓶，混匀、密塞、避光，贴上标签（图 15-2 为药厂标签，学校标签见图 15-3），备用。

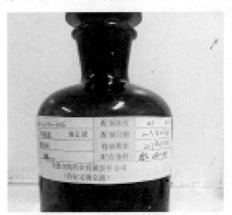

图 15-2　药厂贴标签试剂瓶

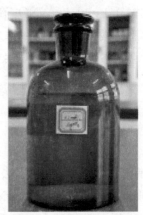

图 15-3　学校贴标签试剂瓶

2. 0.1 mol/L $AgNO_3$ 滴定液的标定　用减重称量法准确称取在 110 ℃烘箱中（图 15-4）干燥至恒重的基准物质 NaCl（图 15-5）1.5 g 左右 3 份，分别置于 150 ml 小烧杯中，加蒸馏水

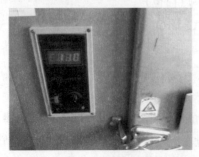

图 15-4　110 ℃烘箱

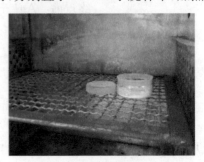

图 15-5　干燥中的 NaCl

30 ml 使之溶解,小心转入 250 ml 容量瓶中,用蒸馏水洗小烧杯 3 次,每次洗液小心转入 250 ml 容量瓶中,然后用蒸馏水稀释至刻度,摇匀。用 25 ml 移液管准确吸取基准氯化钠溶液置于 250 ml 锥形瓶中,加蒸馏水 30 ml,先用上述配制的 $AgNO_3$ 溶液滴定至出现白色沉淀,滴定时应充分振摇,防止吸附作用,再滴加 5% 的铬酸钾指示剂 1 ml,继续滴定至沉淀颜色变为砖红色的最后一滴或半滴达到终点,记录消耗 $AgNO_3$ 体积。

3. $AgNO_3$ 滴定液的标定一般还应作空白实验 空白试验操作方法:准确量取 50 ml 蒸馏水放入锥形瓶中,滴加 5% 的铬酸钾指示液 1 ml,用上述配制的 NaCl 溶液滴定至出现砖红色沉淀为止,消耗的 $AgNO_3$ 的体积为空白值。

(三)实训结果

将实训结果记录在表 15-1 中。

表 15-1 NaCl 重和消耗 $AgNO_3$ 体积

实验次数	第 1 次	第 2 次	第 3 次
(NaCl+称量瓶)初重(g)			
(NaCl+称量瓶)末重(g)			
NaCl 重(g)			
标定前 $AgNO_3$ 初读数(ml)			
标定后 $AgNO_3$ 终读数(ml)			
标定消耗 V_{AgNO_3}(ml)			
空白实验 $AgNO_3$ 初读数(ml)			
空白实验 $AgNO_3$ 终读数(ml)			
空白实验消耗 $V_{空白}$(ml)			
c_{AgNO_3}(mol/L)			
$\bar{c}_{AgNO_3}$(mol/L)			
相对平均偏差(%)			

计算公式:

$$c_{AgNO_3} = \frac{m_{NaCl} \times \frac{25}{250} \times 1\,000}{(V_{AgNO_3} - V_0) \times M_{NaCl}}$$

式中:$M_{NaCl} = 58.44$ g/mol;

V_{AgNO_3} 为滴定消耗 $AgNO_3$ 溶液的体积,ml;

c_{AgNO_3} 为 $AgNO_3$ 溶液标定的浓度,mol/L;

m_{NaCl} 为基准物 NaCl 的质量,g;

V_0 为空白实验消耗 $AgNO_3$ 的体积,ml。

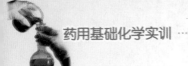

1. 溶解稀释 $AgNO_3$ 是否可以用普通自来水？为什么？

2. 对基准物质 NaCl 溶液的配制有什么要求？

3. 滴定过程为什么要不断振摇溶液？如若不充分摇动溶液，对测定结果有什么影响？

4. 铬酸钾指示剂法为什么要在中性或弱碱性介质中进行？

知识拓展

　　硝酸银为无色透明斜方晶体，无气味，纯硝酸银对光稳定。硝酸银溶液用于测定氯化物、溴化物、碘化物、氰化物和硫氰化物，电镀，制造银盐，具有腐蚀性，小心切勿沾到皮肤和衣服上，难除掉。硝酸银对水生物有毒副作用，在地下水中有蓄积，进入人体对胃肠产生严重腐蚀。滴定废液倒入废液池集中处理。实验完毕后，盛装 $AgNO_3$ 溶液的滴定管先用蒸馏水洗涤 2～3 次后，再用自来水洗净，以免 AgCl 沉淀残留于滴定管内壁。

【AgNO₃滴定液的配制与标定评分标准】

评分员: 班级: 姓名: 学号: 得分:

项 目		分值	操作实施要点	得分及扣分依据
课前素质要求 (6分)		6	按时上课,着装整洁并穿白大褂,有实验预习报告	
操 作 过 程	操作前准备 (8分)	4	仪器检查:齐全、完好(如果缺少未报告扣1分,未使用过仪器可在老师介绍后检查完好性)	
		4	试剂检测:齐全、完好(如果缺少未报告扣1分)	
	操作中 (78分)	12	正确使用托盘天平、分析天平、精确称量、溶解完全、定容操作正确、稀释摇匀充分(每项2分)	
		4	干燥至恒重,称量三个平行样(每项2分)	
		4	正确装置、固定好铁架台(视整体效果酌情给分)	
		8	洗净滴定管沥干、正确夹在铁架台上,使用前检查活塞转动灵活、试漏、排出滴定管气泡、从刻度零开始读数、滴定手势正确、读数正确(每项1分)	
		4	装滴定液时要先用滴定液润洗滴定管2~3次。移液管移取前也要润洗2~3次(正确操作全分,没有润洗扣4分)	
		10	滴定时速度不宜太快,密切关注颜色变化,出现白色沉淀后,准确加入K₂CrO₄ 1ml(看整体操作手法酌情给分,滴定时若成直线状扣4分)	
		2	近终点时应一滴一滴地加入	
		4	正确判定滴定终点,滴定由白色沉淀至砖红色(视滴定终点颜色给分)	
		4	同上操作空白试验	
		11	同上述操作其余两个平行样,但滴定管要重新润洗干净,不得使用上次剩余滴定液(不逐一评分,整体较好为满分)	
		5	记录数据,计算结果	
		10	结果正确(相对平均偏差超过规定范围±0.5%,扣2分;超过±1%,扣4分)	
	操作后整理 (6分)	6	台面整理,仪器清洗,有数据记录	
评价(2分)		2	态度认真,无串岗	
总 分				

注:各校根据实验条件和学生情况酌情评分。

(喻国欣)

任务十六　氯化钠含量的测定

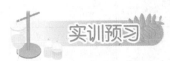 **实训预习**

1. 预习氯离子的性质及药用氯化钠的含量要求。
2. 预习银量法指示终点的方法。
3. 复习滴定操作方法及注意事项。

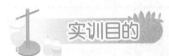 **实训目的**

1. 掌握吸附指示剂法测定氯化钠含量的方法。
2. 掌握用吸附指示剂法滴定的条件。
3. 学会观察和判断荧光黄作为指示剂的滴定终点。
4. 巩固称量、溶解、干燥恒重、滴定等操作方法。

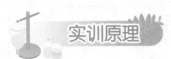 **实训原理**

以吸附指示剂确定滴定终点测定卤化物含量的方法,采用荧光黄作为指示剂,用 $AgNO_3$ 标准溶液作为滴定液,至浑浊液由黄绿色变为浅红色,即为终点。

终点前　Cl^- 过量,AgCl 吸附 Cl^- 生成 $AgCl \cdot Cl^-$。

$$HFIn \Longrightarrow H^+ + FIn^-_{(黄绿色)}$$

终点后　Ag^+ 稍过量,AgCl 吸附 Ag^+ 生成 $AgCl \cdot Ag^+$。

$$AgCl \cdot Ag^+ + FIn^- \Longrightarrow AgCl \cdot Ag^+ \cdot FIn^-$$

$\qquad$（黄绿色）$\qquad\qquad\qquad$（粉红色）

$\qquad\qquad\qquad\qquad\qquad$吸附化合物

实训用物

1. **仪器**　锥形瓶(250 ml)、酸式滴定管(25 ml,棕色)、烧杯(500 ml)、移液管(25 ml)、量筒(50 ml)、称量瓶(10 ml)、电光分析天平、铁架台、玻璃棒、烘箱、药匙。

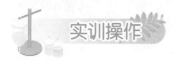

2. 试剂 糊精溶液(2%)、硼砂溶液(2.5%)、荧光黄指示液(0.1%乙醇溶液)、蒸馏水、AgNO₃滴定液(0.1 mol/L)、药用氯化钠。

实训操作

（一）操作流程

操作流程见图16-1。

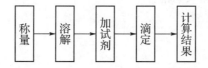

图 16-1 氯化钠含量的测定操作流程

（二）操作步骤

1. 氯化钠溶液的配制 用减重法精密称量约0.12 g药用氯化钠3份,分别置于烧杯中,加适量蒸馏水后不断搅拌至完全溶解,稀释至250 ml,摇匀,备用。

2. 含量测定 用移液管吸取25.00 ml氯化钠溶液放入250 ml锥形瓶中,加入2%糊精5 ml,2.5%硼砂2 ml,0.1%荧光黄5～8滴,用0.1 mol/L的AgNO₃滴定液滴定至浑浊液由黄绿色变为微红色,停止滴定。记录消耗AgNO₃滴定液的体积。平行操作3次,计算氯化钠的百分含量。

（三）实训结果

将实训结果记录在表16-1中。

表 16-1 实训数据记录

实验次数	第1次	第2次	第3次
滴定前 AgNO₃ 初读数(ml)			
滴定后 AgNO₃ 终读数(ml)			
滴定消耗 AgNO₃ 体积(ml)			
氯化钠平均百分含量			
相对平均偏差			

计算公式：

$$w_{NaCl} = \frac{c_{AgNO_3} \times V_{AgNO_3} \times M_{NaCl} \times 10^{-3}}{m_s \times \frac{25}{250}} \times 100\%$$

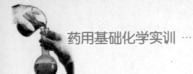

式中：c_{AgNO_3} 为滴定液浓度，mol/L；

   V_{AgNO_3} 为消耗 $AgNO_3$ 的体积，ml；

   M_{NaCl} 为 NaCl 的摩尔质量，g/mol；

   m_s 为样品称重，g。

 思考题

1. 测定过程中为什么要加入糊精？

2. 为什么要在中性或弱碱性(pH＝7～10)的环境下滴定？

3. 测定 Cl^- 时为什么只能选择荧光黄指示剂？

4. 吸附指示剂法测氯化钠含量时，滴定为什么要避免强光照射？

知识拓展

  氯化钠为无色透明的立方体结晶或白色结晶性粉末；无臭，味咸；在水中易溶，在乙醇中几乎不溶。氯化钠是常用医药原料，主要用作输液。制剂主要有生理氯化钠溶液、氯化钠注射液、浓氯化钠注射液、复方氯化钠注射液，治疗各种原因所致的失水，外用生理盐水冲洗眼部、冲洗伤口等，还用于产科的水囊引产。

【氯化钠含量的测定评分标准】

评分员：　　　　　班级：　　　　　姓名：　　　　　学号：　　　　　得分：

项　目	分值	操作实施要点	得分及扣分依据
课前素质要求 （6分）	6	按时上课,着装整洁并穿白大褂,有实验预习报告。缺1项扣2分	
操作前准备 （8分）	4	仪器检查:齐全、完好(如果未使用过仪器可在老师介绍后检查完好性)缺少未报告扣1分,未检查扣3分	
	4	试剂检测:齐全、完好。缺少未报告扣1分,未检查扣3分	
操作过程 操作中 （78分）	6	正确使用分析天平、精密称量、溶解完全。每项完成不好,扣2分	
	4	正确装置、固定好铁架台。每项完成不好,扣2分	
	7	洗净滴定管沥干、正确夹在铁架台上,使用前检查活塞转动是否灵活(不灵活涂凡士林)、试漏、排出滴定管气泡、滴定手势正确、读数正确。每项完成不好,扣1分	
	3	向配制好的NaCl溶液中正确依次加入糊精、硼砂、荧光黄。少加1项扣1分,次序加错扣1分	
	4	装滴定管时要先用滴定液润洗滴定管2～3次。未润洗,或次数不够,各扣2分	
	6	滴定时速度不宜太快,密切关注颜色变化,至近终点时应一滴一滴地加入。滴定速度过快,稍过量,各扣2分,滴至砖红色加扣2分	
	10	正确判定滴定终点,滴定至浑浊由黄绿色变为微红色。终点判断不正确、无30秒不变操作,各扣5分	
	10	同上述操作其余两个平行样,但滴定管要重新润洗干净,不得使用上次剩余滴定液。无平行样操作全扣,操作不正确酌情扣分	
	8	正确确定NaCl干燥恒重,并称重。未冷却、未恒重各扣4分	
	8	记录数据,计算结果。未按照有效数字记录,缺少记录项目各扣4分	
	12	数据准确度 准确度≤0.1%,不扣分	
		0.1%<准确度≤0.2%,扣2分	
		0.2%<准确度≤0.3%,扣4分	
		0.3%<准确度≤0.4%,扣6分	
		0.4%<准确度≤0.5%,扣8分	
		准确度>0.5%,扣12分	
操作后整理 （6分）	6	台面整理,仪器清洗。缺少1项扣3分	
评价（2分）	2	态度认真,无串岗	
总　分			

注:各校根据实验条件和学生情况酌情评分。

（喻国欣）

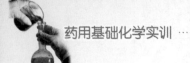

任务十七　硫代硫酸钠标准溶液的配制和标定

实训预习

1. 预习 $Na_2S_2O_3 \cdot 5H_2O$ 的性质特点。
2. 预习碱式滴定管的操作及注意事项。
3. 预习称量基准物的范围依据与过程。
4. 预习减量法称量的方法。

实训目的

1. 掌握 $Na_2S_2O_3$ 溶液的配制和标定方法。
2. 学会用淀粉指示剂确定滴定终点。
3. 了解标定 $Na_2S_2O_3$ 溶液的保存条件。
4. 巩固称量和滴定操作。

实训原理

1. $Na_2S_2O_3$ 标准溶液的配制　结晶 $Na_2S_2O_3 \cdot 5H_2O$ 一般都含有少量的杂质,如 S、Na_2SO_3、Na_2SO_4、Na_2CO_3 及 NaCl 等,同时还容易风化和潮解。因此,只能用间接法配制标准溶液。$Na_2S_2O_3$ 溶液易受空气和微生物等的作用而分解,其分解原因主要有三方面。

(1) 与溶液中少量 CO_2 作用:在 pH 为 $9\sim10$ 间 $Na_2S_2O_3$ 溶液最为稳定,当 pH<4.6 时极不稳定,溶液中含有 CO_2 时会促进 $Na_2S_2O_3$ 分解:

$$Na_2S_2O_3 + H_2O + CO_2 = NaHCO_3 + NaHSO_3 + S\downarrow$$

此分解作用一般都在制成溶液后的最初 10 天内进行,一分子的 $Na_2S_2O_3$ 分解后变成了一分子的 $NaHSO_3$。一分子 $Na_2S_2O_3$ 只能和一个碘原子作用,而一分子的 $NaHSO_3$ 能和 2 个碘原子作用。因而使溶液浓度(对碘的作用)有所增加,以后由于空气的氧化作用浓度又慢慢地减小。

在新煮沸放冷的蒸馏水配制的 $Na_2S_2O_3$ 溶液中加入少量 Na_2CO_3(使其在溶液中的浓度为 0.02%),可防止 $Na_2S_2O_3$ 的分解。

(2) 空气氧化作用:$2Na_2S_2O_3 + O_2 = 2Na_2SO_4 + 2S\downarrow$

(3) 微生物作用:这是使 $Na_2S_2O_3$ 分解的主要原因:$Na_2S_2O_3 = Na_2SO_3 + S\downarrow$。

为避免微生物的分解作用,可加入少量 HgI_2(10 mg/L);为减少溶解在水中的 CO_2 并杀死水中微生物,应用新煮沸冷却后的蒸馏水配制溶液。日光能促进 $Na_2S_2O_3$ 溶液的分解,所以 $Na_2S_2O_3$ 溶液应贮存于棕色试剂瓶中,放置于暗处。经 $7\sim14$ 天浓度稳定后,滤除沉淀再进行标定,长期使用的溶液应定期标定。

2. $Na_2S_2O_3$ 标准溶液的标定　标定 $Na_2S_2O_3$ 溶液的基准物有 $K_2Cr_2O_7$、KIO_3、$KBrO_3$ 和纯铜等,通常使用 $K_2Cr_2O_7$ 基准物标定溶液的浓度,$K_2Cr_2O_7$ 先与 KI 反应析出 I_2:

$$Cr_2O_7^{2-}+6I^-+14H^+ =\!=\!= 2Cr^{3+}+3I_2+7H_2O$$

析出的 I_2 再用 $Na_2S_2O_3$ 标准溶液滴定:$I_2+2S_2O_3^{2-} =\!=\!= S_4O_6^{2-}+2I^-$。

这个标定方法是间接碘量法的应用实例。

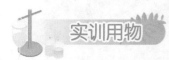
实训用物

1. 仪器　电子天平、碱式滴定管(50 ml)、碘量瓶(250 ml)、容量瓶(250 ml)、移液管(25 ml)、烧杯(500 ml、150 ml)、细口瓶(500 ml,棕色)、称量瓶、量筒、酒精灯。

2. 试剂　$Na_2S_2O_3 \cdot 5H_2O$(AR)、Na_2CO_3(AR)、KI(AR)、$K_2Cr_2O_7$(基准物质,AR)、2 mol/L HCl、淀粉指示液(5%淀粉溶液:0.5 g 淀粉,加少量水调成糊状,倒入 100 ml 煮沸的蒸馏水中,煮沸 5 分钟,冷却)。

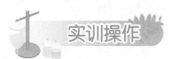
实训操作

(一)操作流程

操作流程见图 $17-1$。

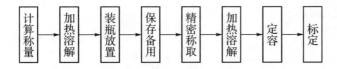

图 17-1　硫代硫酸钠标准溶液的配制操作流程

(二)操作步骤

1. 0.1 mol/L $Na_2S_2O_3$ 溶液的配制　计算出配制约 0.1 mol/L $Na_2S_2O_3$ 溶液 400 ml 所需要 $Na_2S_2O_3 \cdot 5H_2O$ 的质量。在电子天平上称取所需的 $Na_2S_2O_3 \cdot 5H_2O$ 质量,置于 500 ml 烧杯中,加入 100 ml 新煮沸经冷却的蒸馏水,搅拌使之溶解,等溶解完全后加入 0.2 g Na_2CO_3,用新煮沸经冷却的蒸馏水稀释至 400 ml,搅匀,贮于 500 ml 棕色试剂瓶中,在暗处放置 $7\sim14$ 天后,标定其浓度。

2. $Na_2S_2O_3$ 溶液的标定　用减量法准确称取经二次重结晶并在 150 ℃烘干 1 小时的

$K_2Cr_2O_7$ 1.2～1.3 g 于 150 ml 小烧杯中,加蒸馏水 30 ml 使之溶解(可稍加热加速溶解),冷却后,小心转入 250 ml 容量瓶中,用蒸馏水淋洗小烧杯 3 次,每次洗液小心转入 250 ml 容量瓶中,然后用蒸馏水稀释至刻度,摇匀,计算出 $K_2Cr_2O_7$ 标准溶液的准确浓度。用 25 ml 移液管准确吸取 $K_2Cr_2O_7$ 标准溶液置于 250 ml 碘量瓶中,加固体 KI 1 g 和 2 mol/L HCl 15 ml,密封、充分摇匀后水封,放在暗处 5～10 分钟,然后用 50 ml 蒸馏水稀释,用 0.1 mol/L $Na_2S_2O_3$ 溶液滴定到呈浅黄绿色(图 17-2),然后加入淀粉指示剂 5 ml,溶液呈现蓝色(图 17-3),继续滴定到蓝色消失而变为亮绿色即为终点(图 17-4)。平行测定三次,同时做空白试验。根据所取的 $K_2Cr_2O_7$ 的体积、浓度及滴定中消耗 $Na_2S_2O_3$ 溶液的体积,计算 $Na_2S_2O_3$ 溶液准确浓度。

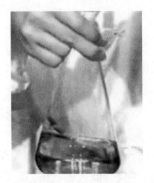　　　　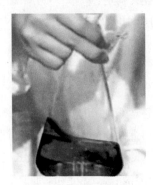　　　　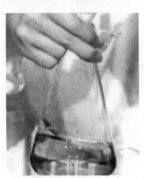

图 17-2　开始滴定　　　　图 17-3　加淀粉指示剂　　　　图 17-4　滴定终点

（三）实训结果

将实训结果记录于表 17-1。

表 17-1　实验数据记录表

项　目	1	2	3
初重($K_2Cr_2O_7$＋称量瓶)(g)			
末重($K_2Cr_2O_7$＋称量瓶)(g)			
$K_2Cr_2O_7$ 质量 m(g)			
初读数(ml)			
末读数(ml)			
消耗数(ml)			
空白试验消耗体积(ml)			
$Na_2S_2O_3$ 标准溶液实际消耗体积(ml)			
$Na_2S_2O_3$ 标准溶液浓度 c(mol/L)			
$Na_2S_2O_3$ 标准溶液平均浓度 $\bar{c}$(mol/L)			
绝对偏差 d			
相对平均偏差(%)			

计算公式：

$$c_{\mathrm{Na_2S_2O_3}} = \frac{6m_{\mathrm{K_2Cr_2O_7}} \times \frac{25}{250} \times 1\,000}{M_{\mathrm{K_2Cr_2O_7}} \times (V_{\mathrm{Na_2S_2O_3}} - V_0)}\;(\mathrm{mol/L})$$

式中：$m_{\mathrm{K_2Cr_2O_7}}$ 为基准物 $K_2Cr_2O_2$ 的称取量，g；

$\quad\quad V_{\mathrm{Na_2S_2O_3}}$ 为滴定所消耗 $Na_2S_2O_3$ 滴定液的体积，ml；

$\quad\quad V_0$ 为空白试验消耗 $Na_2S_2O_3$ 滴定液的体积，ml；

$\quad\quad M_{\mathrm{K_2Cr_2O_7}} = 294.18\ \mathrm{g/mol}$。

（四）注意事项

1. $K_2Cr_2O_7$ 与 KI 反应不是立即完成的，在稀溶液中反应更慢，因此等反应完成后再稀释。在上述条件下，大约经 5 分钟反应即可完成。

2. 因生成的 Cr^{3+} 浓度较大时为暗绿色，妨碍终点观察，故应稀释后再滴定。开始滴定时因溶液中碘浓度较大，不要摇动太厉害，以免 I_2 挥发。

 思考题

1. $Na_2S_2O_3$ 标准溶液如何配制？如何标定？

2. 用 $K_2Cr_2O_7$ 作基准物标定 $Na_2S_2O_3$ 溶液浓度时，为什么要加入过量的 KI 和加入 HCl 溶液？为什么要放置一定时间后才加水稀释？如果：①加 KI 不加 HCl 溶液；②加酸后不放置暗处；③不放置或少放置一定时间即加水稀释，会产生什么影响？

3. 为什么要在滴定至近终点时才加入淀粉指示剂？过早加入会造成什么后果？

4. 写出用 $K_2Cr_2O_7$ 溶液标定 $Na_2S_2O_3$ 溶液的反应式和计算浓度的公式。

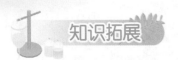
知识拓展

五水硫代硫酸钠($Na_2S_2O_3 \cdot 5H_2O$)为无色透明单斜晶体(图17-5),无臭、味咸,比重1.729,加热至100℃,失去5个结晶水。易溶于水,不溶于醇,在酸性溶液中分解,具有强烈的还原性,易风化,易潮解。

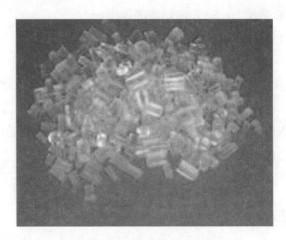

图17-5 五水硫代硫酸钠

在医学上主要有以下几个方面应用:

1. 硫代硫酸钠注射液属氰化物中毒解救药,常与亚硝酸钠或亚甲蓝合用,治疗氰化物中毒。

2. 硫代硫酸钠可用于皮肤瘙痒症、慢性荨麻疹、药物性皮炎的治疗。

3. 临床新用于防治氨基糖苷类抗生素的耳毒性、防治复发性尿路结石、中和顺铂毒性抗癌药渗漏、治疗花斑癣(汗斑)和扁平疣、预防化疗所致的胃肠反应等。

【硫代硫酸钠标准溶液的配制和标定评分标准】

评分员: 班级: 姓名: 学号: 得分:

序号	实验项目	操作内容	分值	操作要求	得分及扣分依据
1	课前素质要求(4分)		4	按时上课,着装整洁并穿白大褂,有实验预习报告	

续表

序号	实验项目	操作内容	分值	操作要求		得分及扣分依据
2	试样的称重(12分)	准备工作	2	预热、清扫、调零,每错一个扣0.5分		
		称量操作	5	取放称量物、添加样品动作,每错一个扣2.5分		
		称量范围	2	称量范围≤5%	不扣分	
				5%<称量范围≤10%	扣1分	
				称量范围>10%	扣2分	
		结束工作	1	天平复原、登记,每错一处扣0.5分		
		读数	1	读数正确,读错一次扣0.5分		
		重称	1	重称一次扣0.5分		
3	溶样及试剂的加入(3分)	方法	3	试剂沿壁加入,搅拌动作正确,每错一处扣1分		
4	定量转移并定容(8分)	容量瓶试漏	1	装蒸馏水至刻线、倒置两分钟		
		转移动作	4	操作正确,每错一处扣1分		
		三分之二水平摇动	1	有摇动动作,且动作正确		
		稀释至刻线	1	操作不正确扣1分		
		摇匀动作	1	动作不正确扣1分		
5	移取溶液(6分)	洗涤、润洗	1	方法正确,每次1/4至1/3球、洗三次		
		吸溶液	1	动作正确,每错一处扣0.5分		
		调刻线	2	调不准确,一次扣1分		
		放溶液	2	操作不正确扣2分		
6	滴定操作(8分)	洗涤、试漏	1	装满蒸馏水、放置两分钟,方法不正确扣1分		
		润洗	1	每次量10~15 ml、洗三次		
		装溶液	1	不外溢,外溢一次扣0.5分		
		赶气泡	1	赶尽		
		滴定操作	2	手势正确		
		滴定速度	2	正常,每成一次直线扣1分		
7	滴定终点(3分)	亮绿色	3	判断正确,每错一个扣1分		
8	读数(1分)	读数	1	正确,每错一次扣0.5分		
9	数据记录及处理(4分)	记录、计算及有效数字保留	4	记录数据、计算正确、有效数字保留正确,每错一处扣1分		

续表

序号	实验项目	操作内容	分值	操作要求		得分及扣分依据
10	标定结果（24分）	精密度（相对平均偏差）	12	精密度≤0.1%	不扣分	
				0.1%＜精密度≤0.2%	扣2分	
				0.2%＜精密度≤0.3%	扣4分	
				0.3%＜精密度≤0.4%	扣6分	
				0.4%＜精密度≤0.5%	扣8分	
				精密度＞0.5%	扣12分	
		准确度	12	准确度≤0.1%	不扣分	
				0.1%＜准确度≤0.2%	扣2分	
				0.2%＜准确度≤0.3%	扣4分	
				0.3%＜准确度≤0.4%	扣6分	
				0.4%＜准确度≤0.5%	扣8分	
				准确度＞0.5%	扣12分	
11	测定结果（24分）	精密度	12	精密度≤0.1%	不扣分	
				0.1%＜精密度≤0.2%	扣2分	
				0.2%＜精密度≤0.3%	扣4分	
				0.3%＜精密度≤0.4%	扣6分	
				0.4%＜精密度≤0.5%	扣8分	
				精密度＞0.5%	扣12分	
		准确度	12	准确度≤0.1%	不扣分	
				0.1%＜准确度≤0.2%	扣2分	
				0.2%＜准确度≤0.3%	扣4分	
				0.3%＜准确度≤0.4%	扣6分	
				0.4%＜准确度≤0.5%	扣8分	
				准确度＞0.5%	扣12分	
12	文明操作结束工作（1分）	物品摆放	1	实验过程中保持摆放整齐，结束后需全部清理，每错一处扣0.5分		
13	评价（2分）		2	态度认真，无串岗		
	总分					

注：各校根据实验条件和学生情况酌情评分。

（庞　键）

任务十八 EDTA 标准溶液的配制和标定

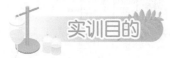

实训预习

1. 预习 EDTA 标准溶液的配制和标定方法。
2. 复习标准溶液的配制方法和标定方法。

实训目的

1. 掌握 EDTA 标准溶液的配制和标定方法。
2. 掌握配位滴定的原理，了解配位滴定的特点和金属指示剂的使用条件。
3. 巩固电子天平、滴定管的使用技能。

实训原理

配制 EDTA 标准溶液时，一般是用分析纯的 EDTA 先配制成近似浓度的溶液，然后以 ZnO 或 Zn 为基准物标定其浓度。滴定是在 pH≈10 的条件下，以铬黑 T 为指示剂进行的。终点时，溶液由紫红色变为纯蓝色。滴定过程中的反应为：

滴定前　　$Zn^{2+}+HIn^{2-} \rightleftharpoons ZnIn^{-}+H^{+}$

　　　　　　　纯蓝色　　紫红色

终点前　　$Zn^{2+}+H_2Y^{2-} \rightleftharpoons ZnY^{2-}+2H^{+}$

终点时　　$ZnIn^{-}+H_2Y^{2-} \rightleftharpoons ZnY^{2-}+HIn^{2-}+H^{+}$

　　　　　紫红色　　　　　　　　　　　纯蓝色

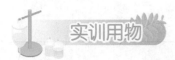

实训用物

1. 仪器　电子天平、酸式滴定管（50 ml）、锥形瓶（250 ml）、量筒（10 ml、50 ml）、玻璃棒、滤纸、洗瓶。
2. 试剂　EDTA（AR）、ZnO（GR）、稀盐酸（6 mol/L）、蒸馏水、甲基红指示剂、氨试液、$NH_3 \cdot H_2O$—NH_4Cl 缓冲溶液（pH=10）、铬黑 T 指示剂、凡士林。

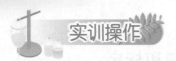

（一）操作流程

操作流程见图18-1。

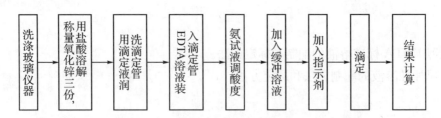

图18-1 EDTA标准溶液配制操作流程

（二）操作步骤

1. 0.05 mol/L EDTA标准溶液的配制 称取EDTA·2Na·2H₂O 7.5 g,置于500 ml烧杯中,加蒸馏水约200 ml,搅拌使溶解,稀释至400 ml,摇匀,移入硬质玻璃瓶或聚乙烯塑料瓶中。

2. EDTA标准溶液(0.05 mol/L)标定

（1）先后用自来水、蒸馏水洗净锥形瓶、酸式滴定管、量筒等,并给锥形瓶编号。

（2）精密称取在800 ℃灼烧至恒重的ZnO约0.12 g共3份,置3个锥形瓶中,用量筒各加稀盐酸3 ml使溶解。

（3）用5～10 ml的EDTA溶液润洗酸式滴定管三次,将EDTA溶液装入滴定管,调整液面在"0"或0刻度附近,记下滴定管的初始读数。

（4）在锥形瓶中加蒸馏水25 ml和甲基红指示剂1滴,滴加氨试液至溶液呈微黄色。再加蒸馏水25 ml,NH₃·H₂O—NH₄Cl缓冲液(pH=10)10 ml和铬黑T指示剂3滴,用EDTA溶液滴定至溶液由紫红色转变为纯蓝色,30秒不褪色即为终点。记录所消耗EDTA标准溶液的体积。

（5）平行测定3次,根据实验数据,计算EDTA溶液的浓度,并求出平均偏差和相对平均偏差。

（三）实训结果

1. 数据记录

	1	2	3
ZnO重(g)			
EDTA终读数(ml)			
EDTA初读数(ml)			
V_{EDTA}(ml)			

2. 结果计算

$$c_{EDTA} = \frac{m_{ZnO} \times 1\,000}{M_{ZnO} \cdot V_{EDTA}} \qquad (M_{ZnO} = 81.38 \text{ g/mol})$$

（四）注意事项

1. 储存 EDTA 标准溶液应选用硬质玻璃瓶,如用聚乙烯瓶储存更好,以免 EDTA 与玻璃瓶中金属离子作用。

2. EDTA·2Na·2H$_2$O 在水中溶解较慢,可加热溶解或放置过夜。

 思考题

标定 EDTA 标准溶液时,已用氨试液将溶液调为碱性,为什么还要加 NH$_3$·H$_2$O—NH$_4$Cl 缓冲液?

【EDTA 标准溶液的配制和标定评分标准】

评分员： 班级： 姓名： 学号： 得分：

序号	考核内容	考核要点	分值	评分标准	得分及扣分依据
1	仪器准备（6分）	玻璃仪器洗涤	6	少洗一个扣1分,至6分扣完	
2	天平称量（13分）	天平检查	6	未检查水平扣1分,未清扫秤盘扣1分,未校正或校正错误扣4分	
		称量操作	5	称前未清零扣1分,未做到随手关天平门,一次扣2分;药品洒在天平内扣1分,未及时记录数据,一次扣2分,至5分扣完	
		天平复位	2	未关天平门扣1分,未清零扣1分,未写仪器使用记录扣1分,缺1项扣1分	
3	滴定准备（5分）	滴定管润洗	3	未进行扣3分。用5～10 ml 溶液润洗滴定管,边旋转边放平,不正确一次扣1分,共3次,至本部分分值扣完	
		装管、排气	2	溶液装入滴定管至"0"刻度以上,排至管尖无气泡,调整液面在"0"刻度,未进行扣1分,在滴定管夹上操作扣1分	

序号	考核内容	考核要点	配分	评分标准	得分及扣分依据
4	溶液标定（25分）	记初始读数	4	读数时滴定管不垂直扣1分，在滴定管夹上读数扣1分；视线与液体凹面不水平扣1分；记录数据位数不正确扣1分	
		加指示剂	4	未进行一次扣2分，共3次，至4分扣完	
		正确滴定	4	不是左手操控活塞，右手摇锥形瓶扣2分，滴定时形成水流扣1分，摇锥形瓶无力扣1分	
			2	滴定管不垂直扣1分；左手离开旋塞扣1分	
		终点控制	4	加入最后一滴或半滴溶液颜色突变，不正确一次扣2分，共3次，本部分分值扣完	
		终点数据记录	3	读数时滴定管不垂直扣1分；没有取下滴定管读数扣1分；视线与液体凹面不水平一次扣1分；记录数据位数不正确扣1分	
		平行测定	2	未补加溶液至"0"刻度一次扣1分；在滴定管夹上加溶液一次扣1分	
			2	少一次扣2分，至本部分分值扣完	
5	结束工作（3分）	台面整理	3	滴定管、容量瓶、移液管、3个锥形瓶、小烧杯。少洗一个扣0.5分，滴定管未倒置且旋塞打开扣1分，玻璃仪器摆放不整齐扣1分，滤纸未扔进垃圾桶扣1分	
6	测定结果（48分）	浓度计算	8	计算公式不正确扣8分，有效数字处理不正确扣3分，结果计算错误扣3分	
		平均值，平均偏差和相对平均偏差	8	共3个计算，每个计算公式不正确扣4分，有效数字处理不正确扣2分，结果计算错误扣2分	
		精密度 $R_d = \dfrac{\bar{d}}{x} \times 100\%$	16	≤0.5% 得16分	
				≤1% 得8分	
				≤1.5% 得4分	
				≤2% 得1分	
				≤2.5% 得0分	
		准确度 $\dfrac{平均值 - 对照值}{对照值} \times 100\%$	16	±0.5% 得16分	
				±1% 得8分	
				±1.5% 得4分	
				±2% 得1分	
				≥±2.5% 得0分	
	合计		100		

注：各校根据实验条件和学生情况酌情评分。

（李国喜）

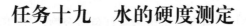

任务十九　水的硬度测定

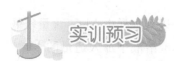

1. 复习配制和标定 EDTA 标准溶液的方法。
2. 预习硬水和软水的概念。
3. 预习水总硬度的表示方法。
4. 预习金属指示剂的变色原理及应用。

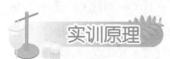

1. 学会配位滴定法测定 Ca^{2+}、Mg^{2+} 含量的方法。
2. 巩固铬黑 T 和钙指示剂的使用方法。

实训原理

（一）水的硬度定义

水的硬度是指水中 Ca^{2+}、Mg^{2+} 的总量，它包括暂时硬度和永久硬度。水中 Ca^{2+}、Mg^{2+} 以酸式碳酸盐形式存在的部分，因其遇热即形成碳酸盐沉淀而被除去，称之为暂时硬度；而以硫酸盐、硝酸盐和氯化物等形式存在的部分，因其性质比较稳定，不能够通过加热的方式除去，故称为永久硬度。水的硬度又分为钙硬和镁硬，钙硬是由 Ca^{2+} 引起的，镁硬是由 Mg^{2+} 引起的。

（二）测定水的硬度的意义

水的硬度是表示水质的一个重要指标，对工业用水关系很大。水的硬度是形成锅垢和影响产品质量的主要因素。因此，水的总硬度即水中钙、镁总量的测定，为确定用水质量和进行水的处理提供依据。

（三）水的硬度的表示方法

本实验以 $CaCO_3$ 的质量浓度（mg/L）表示水的硬度，即每升水中含有 $CaCO_3$ 的毫克数表示，单位为 mg/L。水的硬度还有一种表示方法，即每升水中含 10 mg CaO 为 1 度。

（四）测定原理

测定自来水的硬度，一般采用络合滴定法，用 EDTA 标准溶液滴定水中的 Ca^{2+}、Mg^{2+} 总量，然后换算为相应的硬度单位。用 EDTA 滴定 Ca^{2+}、Mg^{2+} 总量时，一般是在 pH＝10 的氨性

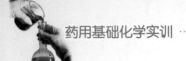
缓冲溶液中进行,用 EBT(铬黑 T)作指示剂。

$$Ca^{2+} + EDTA \Longrightarrow Ca—EDTA \qquad Mg^{2+} + EDTA \Longrightarrow Mg—EDTA$$

化学等量点前,Ca^{2+}、Mg^{2+} 和铬黑 T 生成紫红色络合物,当用 EDTA 标准溶液滴定至化学等量点时,游离出指示剂,溶液呈现纯蓝色。

由于铬黑 T 与 Mg^{2+} 显色灵敏度高,与 Ca^{2+} 显色灵敏度低,所以当水样中 Mg^{2+} 含量较低时,用 EBT 作指示剂往往得不到敏锐的终点。这时可在 EDTA 标准溶液中加入适量的 Mg^{2+}(标定前加入 Mg^{2+} 对终点没有影响)或者在缓冲溶液中加入一定量 Mg^{2+}—EDTA 盐,利用置换滴定法的原理来提高终点变色的敏锐性。

计算公式:总硬度 $\rho(CaCO_3) = \dfrac{c(EDTA) \cdot (\overline{V}_1 - \overline{V}_0) \cdot M(CaCO_3)}{V_{水样}} \times 1\,000$

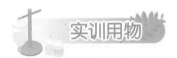
实训用物

1. **仪器** 酸式滴定管(25 ml)、锥形瓶(250 ml)、移液管(50 ml)、试剂瓶(1 L)、量筒(10 ml、1 L)、吸耳球、洗瓶。

2. **试剂** EDTA 标准溶液(已标定,0.005 mol/L),$NH_3 \cdot H_2O$—NH_4Cl 缓冲溶液(pH=10),NaOH(6 mol/L),铬黑 T 指示剂(铬黑 T 与固体 NaCl 按质量比 1∶100 混合,研磨均匀,储存在棕色广口试剂瓶中),钙指示剂(钙与固体 NaCl 按质量比 2∶100 混合,研磨均匀,储存在棕色广口试剂瓶中),金属锌(含量 99.99%。取适量锌片或锌粒置于小烧杯中,用 0.1 mol/L HCl 清洗 1 分钟,以除去表面的氧化物,再用自来水和蒸馏水洗净,将水沥干,放入干燥箱中 100 ℃烘干,冷却。如果 EDTA 标准溶液合格,该试剂不需要),测试水(打开自来水水龙头,先放水数分钟,再用已洗净的试剂瓶承接水样 1 L,盖好瓶塞备用)。

实训操作

(一) 0.005 mol/L EDTA 滴定液标定浓度和有效期的确认

1. 检查领取的 EDTA 滴定液的标示浓度是否与实验要求的浓度一致。

2. 检查领取的 EDTA 滴定液是否在标定有效期内。

3. 如果 EDTA 超过有效期要重新标定,用金属锌或 ZnO 标定,见任务十八。

(二) 自来水样的取样和分析

1. **自来水总硬度的测定** 用移液管移取水样 50.00 ml 放入洁净干燥的锥形瓶中,加 pH=10 的缓冲溶液 5 ml,铬黑 T 指示剂少许,在充分摇动下,用 0.005 mol/L EDTA 标准溶液滴定到溶液由酒红色变为纯蓝色为终点。平行测定 3 次,记录每次 EDTA 消耗的体积 V_1。

2. 空白试验 用移液管移取蒸馏水 50.00 ml 放入洁净干燥的锥形瓶中,加 pH＝10 的缓冲溶液 5 ml,铬黑 T 指示剂少许,若溶液变为纯蓝色,说明蒸馏水空白溶液中无 Ca^{2+}、Mg^{2+},可记录 V_0 值为 0;若溶液变为酒红色,则说明蒸馏水含 Ca^{2+}、Mg^{2+},在充分摇动下,用 0.005 mol/L EDTA 标准溶液滴定到溶液由酒红色变为纯蓝色为终点。平行测定 3 次,记录每次 EDTA 消耗的体积 V_0。

3. Ca^{2+} 的测定 用移液管移取水样 50.00 ml 放入洁净干燥的锥形瓶中,加 6 mol/L NaOH 溶液 2 ml,摇匀,加钙指示剂少许,用 0.005 mol/L EDTA 标准溶液滴定到溶液由酒红色变为纯蓝色为终点。平行测定 3 次,记录每次 EDTA 消耗的体积 V_2。

$$Ca^{2+} 含量 \ \rho(Ca) = \frac{c(EDTA) \cdot \bar{V}_2 \cdot M(Ca)}{V_{水样}} \times 1\,000$$

$$Mg^{2+} 含量 \ \rho(Mg) = \frac{c(EDTA) \cdot (\bar{V}_1 - \bar{V}_2) \cdot M(Mg)}{V_{水样}} \times 1\,000$$

(三)实训结果

将检测结果记录于表 19-1。

表 19-1 自来水样的检测结果

项 目	样1	样2	样3	平均
水样消耗 EDTA 的体积 V_1(ml)				
蒸馏水消耗 EDTA 的体积 V_0(ml)				
自来水的平均硬度 ρ				
测 Ca^{2+} 消耗 EDTA 的体积 V_2(ml)				
自来水中 Ca^{2+} 的含量				
自来水中 Mg^{2+} 的含量				

(四)注意事项

1. 本实验中移液管、锥形瓶使用前应用适量去离子水润洗 3 次,以免对标准溶液和样品的结果产生影响。

2. 因自来水样较纯、杂质少,可省去水样酸化、煮沸、加 Na_2S 掩蔽剂等步骤。

3. 滴定反应中,滴定速度宜由快到慢,滴定过程中要不断振摇;接近终点滴定速度一定要慢,到邻近终点时应半滴半滴地加入,振摇时间应稍长一些,一般以 30 秒内不变色为终点。

思考题

1. 水硬度的测定包括哪些内容？如何测定？

2. 为什么测定钙、镁总量时，要控制 pH＝10？指出它的测定条件。

3. 测定总硬度时，溶液中发生了哪些反应？它们如何竞争？

4. 如果待测液中只含有 Ca^{2+}，能否用铬黑 T 为指示剂进行测定？

5. 如水样中含有 Al^{3+}、Fe^{3+}、Cu^{2+}，能否用铬黑 T 为指示剂进行测定？如可以，实验应该如何做？

【水的硬度测定评分标准】

评分员：　　　　　班级：　　　　　姓名：　　　　　学号：　　　　　得分：

项　目	分值	操作实施要点		得分及扣分依据
课前素质要求 （6分）	6	按时上课,着装整洁并穿白大褂,有实验预习报告。缺1项或1项不合格,扣2分		
操作前准备 （10分）	5	仪器检查:齐全、完好(未使用过的仪器可在老师介绍后检查)。缺少未报告扣2分,检查不完整扣3分		
	5	试剂检测:齐全、完好。缺少未报告扣2分,检查不完整扣3分		
操作中 （76分）	10	正确称量。选择的天平的精度不对扣5分;天平使用前零点未校准扣5分		
	10	溶解完全,定容准确。每项不正确各扣5分		
	6	移液管的正确使用。控制不灵活、不准确各扣3分		
	10	滴定管的正确选择、使用。选择不正确,使用不熟悉各扣5分		
	10	滴定终点的控制与判断。终点提前或超过各扣5分		
	6	实验记录的填写。要求信息完整,缺1项扣2分		
	4	实验数据的处理。有效数字修约不正确全扣		
	10	精密度要求	精密度≤0.1％,满分	
			0.1％＜精密度≤0.3％,扣3分	
			0.3％＜精密度≤0.5％,扣6分	
			精密度＞0.5％,全扣	
	10	准确度要求	准确度≤0.1％,满分	
			0.1％＜准确度≤0.3％,扣3分	
			0.3％＜准确度≤0.5％,扣6分	
			准确度＞0.5％,全扣	
操作后整理 （6分）	6	台面整理,仪器清洗		
评价（2分）	2	态度认真,无串岗		
总　分	100			

注:各校根据实验条件和学生情况酌情评分。

（甘定娟）

任务二十　高锰酸钾标准溶液的配制和标定

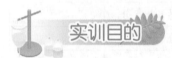

1. 预习 $KMnO_4$ 的性质特点。
2. 预习酸式滴定管、垂熔玻璃漏斗的操作及注意事项。
3. 预习称量基准物的范围依据与过程。
4. 预习减量法称量的方法。

实训目的

1. 掌握高锰酸钾标准溶液的配制方法和保存条件。
2. 掌握采用 $Na_2C_2O_4$ 作基准物标定高锰酸钾标准溶液的方法。
3. 学会使用自身指示剂指示终点的方法。

实训原理

市售的 $KMnO_4$ 试剂常含有少量 MnO_2 和其他杂质,如硫酸盐、氯化物及硝酸盐等。另外水中常含有微量的还原性物质,能使溶液析出 MnO_2 或 $MnO(OH)_2$,且还原产物能促进 $KMnO_4$ 自身分解:

$$4MnO_4^- + 2H_2O \Longrightarrow 4MnO_2 \downarrow + 3O_2 \uparrow + 4OH^-$$

此反应速度较慢,但能被 MnO_2 加速,见光分解得更快。为了得到稳定的 $KMnO_4$ 溶液,需将沉淀物用垂熔玻璃漏斗过滤除去,且放在棕色细口瓶保存。

可见 $KMnO_4$ 的浓度容易改变,不能用直接法配制准确浓度的高锰酸钾标准溶液,可采用间接法配制,如果长期使用必须定期进行标定。

标定 $KMnO_4$ 的基准物质较多,有 As_2O_3、$H_2C_2O_4 \cdot 2H_2O$、$Na_2C_2O_4$ 和纯铁丝等。其中以 $Na_2C_2O_4$ 最常用,$Na_2C_2O_4$ 不含结晶水,不易吸湿,易纯制,性质稳定。用 $Na_2C_2O_4$ 标定$KMnO_4$ 的反应为:

$$2MnO_4^- + 5C_2O_4^{2-} + 16H^+ \Longrightarrow 2Mn^{2+} + 10CO_2 \uparrow + 8H_2O$$

滴定时利用 MnO_4^- 本身的紫红色指示终点,称为自身指示剂。

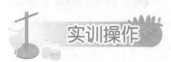

1. **仪器** 电子天平、酸式滴定管(50 ml)、锥形瓶(250 ml)、烧杯(500 ml,150 ml)、细口瓶(500 ml,棕色)、垂熔玻璃漏斗、称量瓶、量筒(50 ml)、酒精灯。

2. **试剂** $KMnO_4$(AR)、$Na_2C_2O_4$(AR)、3 mol/L H_2SO_4。

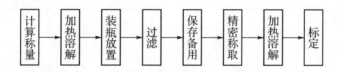

(一)操作流程

操作流程见图 20-1。

计算称量 → 加热溶解 → 装瓶放置 → 过滤 → 保存备用 → 精密称取 → 加热溶解 → 标定

图 20-1 高锰酸钾标准溶液配制操作流程

(二)操作步骤

1. **0.02 mol/L $KMnO_4$ 溶液的配制** 先计算出配制约 0.02 mol/L $KMnO_4$ 溶液 300 ml 所需要 $KMnO_4$ 的质量。在电子天平上称量,置于大烧杯中,加新煮沸并放冷的蒸馏水 300 ml 溶解,静置冷却后装入棕色细口瓶中,摇匀于暗处放置 7～14 天,用垂熔玻璃漏斗(图 20-2)过滤,滤液装入另一棕色细口瓶中,贴上标签,保存备用。

2. **0.02 mol/L $KMnO_4$ 溶液的标定** 用减量法准确称取在 105 ℃ 干燥至恒重的基准物质 $Na_2C_2O_4$ 0.13～0.16 g 3 份(图 20-3),分别置于 250 ml 的锥形瓶中,加约 30 ml 蒸馏水,盖上表面皿,在石棉铁丝网上慢慢加热至 70～80 ℃(刚开始冒蒸气的温度)使之溶解,冷却,再加 3 mol/L H_2SO_4 10 ml,摇匀,趁热用高锰酸钾溶液滴定。开始滴定时反应速度慢,待溶液中产生了 Mn^{2+} 后,紫红色渐褪去后,加热至 65 ℃ 左右,滴定速度可适当加快,近终点时又须减慢滴定速度,直到溶液呈现浅红色并持续 30 秒不褪色即终点(图 20-4)。平行测定 3 次,同时做空白试验。根据 $Na_2C_2O_4$ 的质量和消耗 $KMnO_4$ 溶液的体积计算 $KMnO_4$ 浓度。相对平均偏差应在 0.2% 以内。

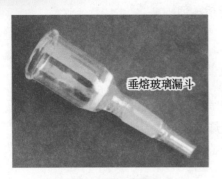

图 20-2　垂熔玻璃漏斗

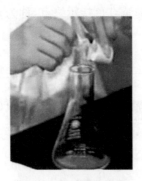

图 20-3　减量法称取

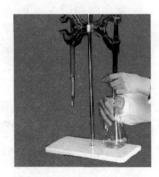

图 20-4　滴定操作

（三）实训结果

将实训结果记录于表 20-1 中。

表 20-1　实验数据记录表

项　目	1	2	3
初重（Na₂C₂O₄＋称量瓶）(g)			
末重（Na₂C₂O₄＋称量瓶）(g)			
Na₂C₂O₄ 质量 m(g)			
初读数(ml)			
末读数(ml)			
消耗数(ml)			
空白试验消耗体积 V_0(ml)			
KMnO₄ 标准溶液实际消耗体积(ml)			
KMnO₄ 标准溶液浓度 c(mol/L)			
KMnO₄ 标准溶液平均浓度 $\bar{c}$(mol/L)			
绝对偏差 d			
相对平均偏差(%)			

计算公式：

$$c_{KMnO_4} = \frac{2m_{Na_2C_2O_4} \times 1\,000}{5M_{Na_2C_2O_4} \times (V_{KMnO_4} - V_0)}(mol/L)$$

式中：$m_{Na_2C_2O_4}$ 为基准物 $Na_2C_2O_4$ 的称取量，g；

　　　V_{KMnO_4} 为滴定所消耗 KMnO₄ 滴定液的体积，ml；

　　　V_0 为空白试验消耗 KMnO₄ 滴定液的体积，ml；

　　　$M_{Na_2C_2O_4} = 134.00$ g/mol。

（四）注意事项

1. 蒸馏水中常含有少量的还原性物质，使 $KMnO_4$ 还原为 $MnO_2·nH_2O$。市售高锰酸钾内含的细粉状的 $MnO_2·nH_2O$ 能加速 $KMnO_4$ 的分解，故通常将 $KMnO_4$ 溶液煮沸一段时间，冷却后，还需放置 $2\sim3$ 天，使之充分作用，然后将沉淀物过滤除去。

2. 在室温条件下，$KMnO_4$ 与 $H_2C_2O_4$ 之间的反应速度缓慢，故加热提高反应速度。但温度又不能太高，如温度超过 $85\ ℃$ 则有部分 $H_2C_2O_4$ 分解，反应式如下：

$$H_2C_2O_4 = CO_2\uparrow + CO\uparrow + H_2O$$

3. 草酸钠溶液的酸度在开始滴定时，约为 $1\ mol/L$，滴定终了时，约为 $0.5\ mol/L$，这样能促使反应正常进行，并且防止 MnO_2 的形成。滴定过程如果发生棕色浑浊（MnO_2），应立即加入 H_2SO_4 补救，使棕色浑浊消失。

4. 开始滴定时，反应很慢，在第一滴 $KMnO_4$ 还没有完全褪色以前，不可加入第二滴。当反应生成能使反应加速进行的 Mn^{2+} 后，可以适当加快滴定速度，但过快则局部 $KMnO_4$ 过浓而分解，放出 O_2 或引起杂质的氧化，都可造成误差。

如果滴定速度过快，部分 $KMnO_4$ 将来不及与 $Na_2C_2O_4$ 反应，而会按下式分解：

$$4MnO_4^- + 4H^+ = 4MnO_2\downarrow + 3O_2\uparrow + 2H_2O$$

5. $KMnO_4$ 标准溶液滴定时的终点较不稳定，当溶液出现微红色，在 30 秒内不褪时，滴定就可认为已经完成，如对终点有疑问时，可先将滴定管读数记下，再加入 1 滴 $KMnO_4$ 标准溶液，发生紫红色即证实终点已到，滴定时不要超过计量点。

6. $KMnO_4$ 标准溶液应放在酸式滴定管中，由于 $KMnO_4$ 溶液颜色很深，液面凹下弧线不易看出，因此，应该从液面最高边上读数。

7. 滴定终点时溶液的温度应保持在 $60\ ℃$ 以上。

 思考题

1. 配制好 $KMnO_4$ 溶液为什么要盛放在棕色瓶中保存？如果没有棕色瓶怎么办？

2. 用 $Na_2C_2O_4$ 溶液标定 $KMnO_4$ 溶液的浓度时，能否用 HCl 或 HNO_3 酸化溶液？

3. 过滤 $KMnO_4$ 溶液时，能否用滤纸过滤？为什么？

4. 标定 $KMnO_4$ 溶液时，为什么第一滴 $KMnO_4$ 加入后溶液的红色褪去很慢，而以后红色褪去越来越快？

知识拓展

高锰酸钾在医学上应用非常广泛,其杀菌力极强,0.1‰水溶液临床上用于冲洗皮肤创伤、溃疡、鹅口疮、脓肿等,除口臭及口腔消毒。0.01‰~0.02‰水溶液洗胃可治疗在野外误服植物中毒,浓度不能过高,以淡紫色为宜,浓度高于1‰可引起胃黏膜的溃烂。在妇科方面,0.01‰的水溶液可以用于阴道冲洗;0.02‰的水溶液用于坐浴,治疗白带过多;用0.05‰的水溶液清洗外阴,可预防泌尿系统感染。用0.1‰的水溶液坐盆浸泡,可止痒止痛、收敛和消炎,防止感染,防女性痔疮的发生,促进脱出的痔核复位。0.02‰的水溶液减轻腋臭、脚臭。0.1‰的水溶液浸泡5分钟,用于蔬果和餐具等消毒。

配制要用凉开水,注意溶液浓度和时间的控制,配好的水溶液通常只能保存2小时左右,当溶液变成褐紫色时则失去消毒作用。故最好能随用随配!

【高锰酸钾标准溶液的配制和标定评分标准】

评分员:　　　　　班级:　　　　　姓名:　　　　　学号:　　　　　得分:

序号	实验项目	操作内容	分值	操作要求		得分及扣分依据
1	课前素质要求(4分)		4	按时上课,着装整洁并穿白大褂,有实验预习报告		
2	试样的称重(12分)	准备工作	2	预热、清扫、调零,每错一个扣0.5分		
		称量操作	5	取放称量物、添加样品动作,每错一个扣2.5分		
		称量范围	2	称量范围≤5%	不扣分	
				5%<称量范围≤10%	扣1分	
				称量范围>10%	扣2分	
		结束工作	1	天平复原、登记,每错一处扣0.5分		
		读数	1	读数正确,读错一次扣0.5分		
		重称	1	重称一次扣0.5分		
3	溶液及试剂的加入(3分)	方法	3	试剂未沿壁加入,扣2分;搅拌动作不正确,扣1分		
4	过滤转移(8分)	检查垂熔漏斗是否完好	1	检查是否有破损		
		选择正确的型号和过滤方式	1	型号与过滤方式要吻合		
		滤后处理	2	用后要用水抽洗,并放入指定溶液中浸泡		
		转移操作	4	操作正确,每错一处扣1分		

序号	实验项目	操作内容	分值	操作要求	得分及扣分依据
5	移取溶液 （6分）	洗涤、润洗	1	方法正确，每次 1/4 至 1/3 球、洗三次	
		吸溶液	1	动作正确，每错一处扣 0.5 分	
		调刻线	2	调不准确，一次扣 1 分	
		放溶液	2	操作不正确扣 2 分	
6	滴定操作 （8分）	洗涤、试漏	1	装满蒸馏水，放置两分钟，方法不正确扣 1 分	
		润洗	1	每次量 10～15 ml，洗三次	
		装溶液	1	不外溢，外溢一次扣 0.5 分	
		赶气泡	1	赶尽	
		滴定操作	2	手势正确	
		滴定速度	2	正常，每成一次直线扣 1 分	
7	滴定终点 （3分）	浅红色	3	判断正确，每错一个扣 1 分	
8	读数（1分）	读数	1	正确，每错一次扣 0.5 分	
9	数据记录及处理 （4分）	记录、计算及有效数字保留	4	记录数据、计算正确、有效数字保留正确，每错一处扣 1 分	
10	标定结果 （24分）	精密度（相对平均偏差）	12	精密度≤0.1%，不扣分	
				0.1%<精密度≤0.2%，扣 2 分	
				0.2%<精密度≤0.3%，扣 4 分	
				0.3%<精密度≤0.4%，扣 6 分	
				0.4%<精密度≤0.5%，扣 8 分	
				精密度>0.5%，扣 12 分	
		准确度	12	准确度≤0.1%，不扣分	
				0.1%<准确度≤0.2%，扣 2 分	
				0.2%<准确度≤0.3%，扣 4 分	
				0.3%<准确度≤0.4%，扣 6 分	
				0.4%<准确度≤0.5%，扣 8 分	
				准确度>0.5%，扣 12 分	

续表

序号	实验项目	操作内容	分值	操作要求	得分及扣分依据
11	测定结果 （24分）	精密度	12	精密度≤0.1%,不扣分 0.1%<精密度≤0.2%,扣2分 0.2%<精密度≤0.3%,扣4分 0.3%<精密度≤0.4%,扣6分 0.4%<精密度≤0.5%,扣8分 精密度>0.5%,扣12分	
		准确度	12	准确度≤0.1%,不扣分 0.1%<准确度≤0.2%,扣2分 0.2%<准确度≤0.3%,扣4分 0.3%<准确度≤0.4%,扣6分 0.4%<准确度≤0.5%,扣8分 准确度>0.5%,扣12分	
12	文明操作结束工作 （1分）	物品摆放	1	实验过程中保持摆放整齐、结束后需全部清理,每错一处扣0.5分	
13	评价（2分）		2	态度认真,无串岗	
	总分				

注:各校根据实验条件和学生情况酌情评分。

（庞　键）

任务二十一　H₂O₂含量的测定

实训预习

1. 复习 H_2O_2 如何稀释,需要哪些步骤。
2. 复习 $KMnO_4$ 标准溶液如何配制和标定。
3. 预习 $KMnO_4$ 测定法的特点。

实训目标

1. 掌握滴定分析操作要求。
2. 正确检查并准备分析滴定仪器。
3. 能正确进行分析滴定基本操作。

实训原理

H_2O_2 具有还原性,其含量的测定常利用氧化还原滴定法来进行。市售 H_2O_2 的浓度过高(30%),应稀释约为原来的 1/150 后才能进行测定。测定时在稀 H_2SO_4 溶液中,室温条件下,$KMnO_4$ 标准溶液可直接滴定 H_2O_2,滴定反应如下:

$$2MnO_4^-(紫色)+5H_2O_2+6H^+ \!=\!\!=\!\! 2Mn^{2+}(肉色)+5O_2\uparrow+8H_2O$$

滴定开始时反应速度较慢,随着 Mn^{2+} 的生成,在自动催化作用下,速度会加快。必要时,也可以加入 Mn^{2+} 促进反应快速地进行,$KMnO_4$ 为紫色,终点时为淡红色。

实训用物

1. **仪器**　分析天平、酸式滴定管(25 ml)、移液管(10 ml)、容量瓶(100 ml)、锥形瓶(250 ml)、烧杯(50 ml)、滴管、吸耳球、玻棒、洗瓶等。
2. **试剂**　$KMnO_4$ 标准溶液(0.5 mol/L)、H_2O_2 试液、硫酸溶液(3 mol/L)、$MnSO_4$(1 mol/L)。

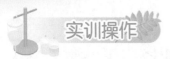

（一）操作流程

操作流程见图21-1。

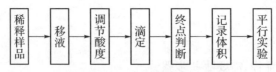

图21-1 H_2O_2 含量测定流程

（二）操作步骤

1. 移取 2.0 ml 的市售 H_2O_2 置于称量瓶中，称重 m，然后将其稀释定容到 250 ml 的容量瓶中（图21-2）。

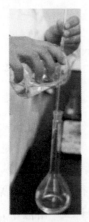
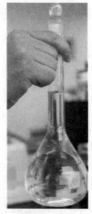
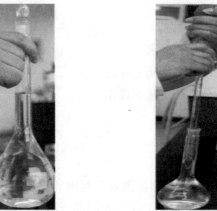

图21-2 稀释、定容　　　　　　　　　图21-3 移取样品

操作步骤顺序：取样→称量→稀释→定容。

2. 从 250 ml 的容量瓶中移取 25.00 ml H_2O_2 试液置于 250 ml 锥形瓶中（图21-3）。

3. 向锥形瓶中加入 3 mol/L 的 H_2SO_4 溶液 10 ml 混匀。

4. 用 0.5 mol/L $KMnO_4$ 标准溶液滴定至溶液呈现粉红色并持续 30 秒内颜色不褪净，即为终点（图21-4、图21-5、图21-6）。

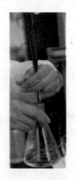
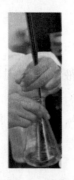
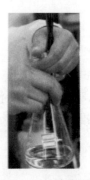
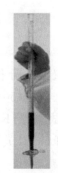

图21-4 滴定前　　　图21-5 滴定中　　　图21-6 滴定后　　　图21-7 读取体积

5. 记下消耗 HCl 溶液的体积(图 21-7),平行滴定 3 次。取平均值计算 H_2O_2 的含量。计算公式如下:

$$H_2O\% = \frac{c_{KMnO_4} \cdot V \cdot M_{H_2O_2} \cdot \frac{5}{2} \cdot 10 \cdot 10^{-3}}{m_{H_2O}}$$

式中：c_{KMnO_4} 为 $KMnO_4$ 的物质的量浓度(mol/L)；

V 为 $KMnO_4$ 的消耗的体积(ml)；

M_{H_2O} 为 H_2O_2 的摩尔质量(g/mol)；

$m_{H_2O_2}$ 为 2 ml H_2O_2 的质量(g)。

含量测定操作顺序：取样→加酸→加水→滴定→读数→计算。

(三) 实训结果

见表 21-1。

表 21-1 数据记录及处理

项 目	1	2	3
$c(KMnO_4)$(mol/L)			
消耗的 $KMnO_4$ 的体积(ml)			
H_2O_2 含量 $w_{H_2O_2}$(%)			
相对偏差(%)			

 思考题

1. $KMnO_4$ 标准溶液测定 H_2O_2 含量时,应注意哪些测定条件?

2. 用 $KMnO_4$ 标准溶液测定 H_2O_2 时,能否用加热的办法来加快反应速度?

3. 一开始滴定速度能否很快,整个滴定过程中速度控制是怎样的?

4. $KMnO_4$ 滴定液应怎样读数?

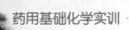

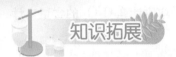知识拓展

H_2O_2 具有较强的渗透性和氧化作用,医学上常用双氧水来清洗创口和局部抗菌。H_2O_2 可以治疗口臭,取药用 H_2O_2 适量,加水稀释,先刷牙,然后含双氧水于口内,弯腰低头。避免咽下,稍待片刻,吐出,再以清水漱口数次。H_2O_2 遇到皮肤或在口腔中会分解成水和氧气,而其中的氧气会杀灭一些厌氧菌,从而起到消炎的作用,而口腔感染正好以厌氧菌居多,所以用到 H_2O_2 较多。

【H_2O_2 含量的测定评分标准】

评分员: 　　　　班级: 　　　　姓名: 　　　　学号: 　　　　得分:

项 目		分值	操作实施要点	得分及扣分依据
课前素质要求 （6分）		6	按时上课,着装整洁并穿白大褂,有实验预习报告	
操作过程 操作（70分）	操作前 准备(8分)	4	仪器检查:齐全、完好(如果缺少未报告扣1分,未使用过仪器可在老师介绍后检查完好性)	
		4	试剂检测:齐全、完好(如果缺少未报告扣1分)	
	操作中 （70分）	21	容量瓶和移液管洗涤正确(不干净,未洗扣3分),洗耳球吸液操作正确(食指按压,不规范扣3分),润洗前移液管内吹尽、外擦干(少此项扣3分),润洗3次(少此项扣3分),准确放液至刻度处(放过或未到扣3分),半滴处理(少此项扣3分),放液操作正确(姿势不规范扣3分)	
		8	定容操作正确(超过或未到扣2分),摇匀操作正确(手拿姿势不规范扣2分)(每项4分)	
		12	滴定剂润洗3次(少此项扣3分),每次润洗溶液用量8～10 ml(不在此范围扣2分),滴定剂直接由试剂瓶装入滴定管(其他方式均扣2分),赶气泡操作正确(不规范扣3分),调液面至刻度"0"处或略低(此项2分)	
		20	初读数正确(姿势不规范扣2分),管尖半滴处理正确(未处理扣2分),活塞操作正确(手势不规范扣3分),摇动操作正确(向一个方向摇动,乱晃扣3分),能根据滴定时溶液颜色变化和反应特点掌握滴定速度(滴速过快或过慢扣3分),滴定终点时能一滴一滴或半滴半滴滴定(缺此项扣4分),终读数准确并及时记录(读数不及时、不正确,记录不科学各扣3分)	
		9	做平行试验(未做扣4分)、三次体积相差不超过0.02(超过扣5分)	
	操作后 整理(6分)	6	台面整理,仪器清洗	
评价(10分)		4	态度认真,无串岗	
		6	报告认真完成,按时交报告	
总 分				

注:各校根据实验条件和学生情况酌情评分。

（周恩红）

任务二十二 板蓝根的薄层色谱分离和鉴定

实训预习

1. 预习色谱法的基本原理。
2. 预习板蓝根的基本性能及主要中药化学成分。
3. 预习薄层色谱在中药分析中的应用。

实训目的

1. 掌握薄层层析分离和鉴定板蓝根组分的操作要点。
2. 熟悉 R_f 的计算方法。
3. 了解薄层层析的应用。

实训原理

薄层色谱具有设备简单、速度快、分离效果好、灵敏度高以及能使用腐蚀性显色剂等优点，是一种微量的分离分析方法。它可以与光谱或质谱结合起来，是一种很有发展前途的分析技术。

薄层色谱是把吸附剂或支持物（如氧化铝、硅胶和纤维素粉等）均匀地铺在一块玻璃板上形成薄层（或直接用硅胶板 G），将分离样品滴加在薄层的一端，当流动相沿着含有固定相的支持物上移动时，被分离组分就在固定相与流动相之间进行分配或吸附，经过反复无数次的分配平衡或吸附平衡，最后按照各个组分的差异而被分离。

实训用物

1. 仪器 双槽层析缸、毛细玻璃管(0.5 mm)、圆底蒸发皿、电吹风、超声波清洗机、锥形瓶(150 ml)、水浴锅、硅胶 G 板(5 cm×10 cm)。
2. 试剂 板蓝根、乙酸乙酯(AR)、靛玉红(对照品)、石油醚(60～90 ℃)(AR)、三乙胺(AR)。

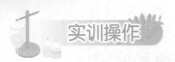实训操作

（一）操作流程

操作流程见图22-1。

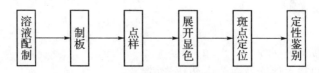

图22-1 板蓝根的薄层色谱分离和鉴定流程

（二）操作步骤

1. 对照品溶液的配制 取靛玉红对照品0.2 mg,加乙酸乙酯1 ml使之溶解,作为对照品溶液。

样品溶液的配制:取板蓝根10.0 g,置150 ml锥形瓶中,加乙酸乙酯40 ml,超声振荡30分钟(图22-2),滤过,取上清液,水浴蒸干,残渣加乙酸乙酯1 ml,微热使溶解,放冷,作为供试品溶液。

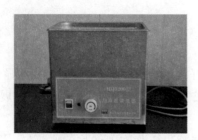

图22-2 超声波清洗机

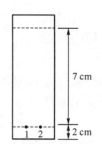

7 cm

2 cm

1 2

图22-3 点样方法

2. 制板 称取硅胶G 5 g和0.5％的羧甲基纤维素钠溶液15 ml在研钵中向同一方向研磨混匀,去除表面的气泡后,在三块洁净的玻璃板上平稳移动进行涂布铺好后,于室温下置水平台上晾干,在反射光和透射光下检视,表面应均匀,平整,无麻点,无气泡,无损坏及污染,再放入烘箱于110 ℃活化30分钟以上,取出冷却后置于干燥箱中(一般需12小时以上)备用。若有硅胶G板,可直接取出使用。

3. 点样 取活化过的硅胶G薄层板,在距底边2 cm水平线上确定4个点(一个对照品,3个样品),相互间隔约1.5 cm,点样直径一般不大于5 mm(图22-3)。照薄层色谱法(《中国药典》2010版一部附录ⅥB)试验,用毛细玻璃管分别吸取对照品溶液和供试品溶液各5 μl,分别点于同一硅胶G薄层板上。然后用电吹风吹点样原点,使其刚消失为止。如果继续吹,可能在层析后出现拖尾现象。

4. 展开(图 22-4) 点好样的薄层板放入展开缸(图 22-5)的展开剂中,以石油醚(60~90 ℃)-乙酸乙酯-三乙胺(15∶6∶0.05)为展开剂,浸入展开剂的深度为距原点 5 mm 为宜,盖好层析缸盖密封,上行展层,待展开至 3/4~4/5 高度时取出薄层板,晾干,用电吹风热风吹薄层板,至有斑点出现显色清晰(图 22-6)。

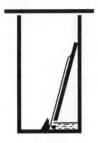

图 22-4 展开方法

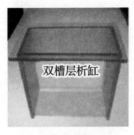

图 22-5 双槽层析缸

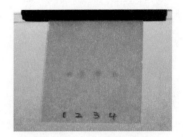

图 22-6 实验效果图

5. 定性鉴别 用铅笔框出斑点,直尺量出原点到斑点中心的距离、原点到溶剂前沿的距离,计算 R_f 值(比移值),通过比较样品与对照品的 R_f 值进行定性鉴别。

$$R_f\text{ 值}=\frac{\text{原点到斑点中心的距离}}{\text{原点到溶剂前沿的距离}}$$

(三) 实训结果

1. 将实训结果记录于表 22-1 中。

表 22-1 实验数据记录

溶液种类	对照品溶液	样品溶液
原点至斑点中心的距离		
原点至溶剂前沿的距离		
R_f 值		

2. 画出薄层图。

(四) 注意事项

1. 点样用的毛细管不能混用,点样量要适量,点样时,勿使毛细管损害薄层表面。

2. 展开时层析缸密封,原点不能浸入展开缸,且应注意充分饱和,以免产生边缘效应。

3. 展开剂中加一点三乙胺,可以更好地防止拖尾现象。

4. 为了消除系统误差,可以用相对比移值 R_r 替代 R_f,反映了各个样品平行操作的展开效果,也反映出展开剂是否对薄层板进行充分饱和,重复性和可靠性好。

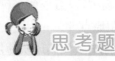

1. 影响吸附薄层色谱 R_f 值的因素有哪些?

2. R_f 值和 R_r 值有何不同?

3. 薄层色谱法的操作可分为哪几步? 每一步应注意什么?

4. 展开剂的高度若超过了点样线,对薄层色谱有何影响?

知识拓展

板蓝根是一种中药材,以根茎和叶入药(图 22-7、图 22-8)。中药化学成分主要含有靛玉红、靛蓝、蒽醌类、β-谷甾醇,γ-谷甾醇以及多种氨基酸,具有清热、解毒、凉血、消肿和利咽之功效。

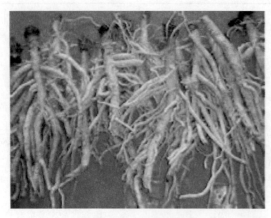

图 22-7 板蓝根原状

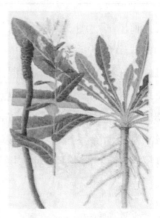

图 22-8 板蓝根照片

板蓝根注射液为中药板蓝根经提取制成的灭菌水溶液,为临床常用中药制剂之一,主要用于治疗感冒发热、咽喉肿痛、流行性腮腺炎、扁桃体炎、丹毒、各种肝炎、乙型脑炎等。近年来又有了新的临床发现,据介绍对于下列几种疾病也有较好的疗效:①治疗红眼病,其疗效优于0.25%氯霉素眼药水。②治疗单纯疱疹病毒性眼病,治愈率达100%。③治疗带状疱疹。④治疗玫瑰糠疹,治疗时间5～45天。⑤治疗扁平疣。⑥治疗单纯疱疹。⑦治疗痛风,总有效率为87.5%。⑧治疗肋软骨炎,效果明显。

【板蓝根的薄层色谱分离和鉴定评分标准】

评分员:　　　　　班级:　　　　　姓名:　　　　　学号:　　　　　得分:

项　目		分值	操作实施要点	得分及扣分依据
课前素质要求 (6分)		6	按时上课,着装整洁并穿白大褂,有实验预习报告	
操作过程	操作前 准备(8分)	4	仪器检查:齐全、完好(如果缺少未报告扣1分,未使用过仪器可在老师介绍后检查完好性)	
		4	试剂检测:齐全、完好(如果缺少未报告扣1分)	
	操作中 (76分)	6	溶解完全、铺板均匀(每项3分)	
		9	样品溶液制备操作正确(控时、取液、放冷,每项3分)	
		18	毛细管无损害薄层表面;点样适量,直径小于5 mm;无拖尾现象(每项6分)	
		15	原点不浸入展开缸;层析缸密封;展开高度不超过硅胶G板的4/5(每项5分)	
		6	斑点显色明显(不明显酌情扣分)	
		6	R_f值公式计算正确	
		16	$R_f>1$ 或 $R_f \leqslant 0$,扣16分	
			$R_f>0.8$ 或 $R_f<0.2$,扣10分	
			$0.2 \leqslant R_f \leqslant 0.3$ 或 $0.5 \leqslant R_f \leqslant 0.8$,扣6分	
			$0.3<R_f<0.5$,扣0分	
	操作后 整理(6分)	6	台面整理,仪器清洗,有数据记录	
评价(4分)		4	态度认真,无串岗	
总　分				

注:各校根据实验条件和学生情况酌情评分。

(庞　键)

项目三 综合实训

任务二十三 药用硫酸锌的制备及含量测定

实训预习

1. 复习药用氯化钠制备的步骤。
2. 氧化锌和硫酸锌在水中的溶解性和化学稳定性如何？
3. 配位滴定检测的条件有哪些？最常用的滴定液和指示剂是什么？

实训目的

1. 掌握硫酸锌的制备及含量测定的原理和方法。
2. 巩固前期所学的药物制备和检测的基本操作方法。
3. 了解药物生产过程的设计思路和一般步骤。

实训原理

（一）药用硫酸锌的制备原理

工业及药用 $ZnSO_4$ 通常都是 $ZnSO_4 \cdot 7H_2O$。$ZnSO_4 \cdot 7H_2O$ 的制备方法很多，工业上主要采用闪锌矿为原料，在空气中煅烧后用热水提取制得；制药工业上主要选用粗 ZnO（或闪锌矿焙烧的矿粉）与硫酸作用制得。

$$ZnO + H_2SO_4 \rightleftharpoons ZnSO_4 + H_2O$$

对于原料中含有的 Fe^{2+}、Mn^{2+}、Cd^{2+}、Ni^{2+} 等杂质，可以将它们转化成沉淀，利用 $ZnSO_4$ 易溶解，借助过滤法将杂质沉淀除去。

（1）加入 $KMnO_4$ 氧化 Fe^{2+}、Mn^{2+}，氧化产物生成沉淀被除去。

$$MnO_4^- + 3Fe^{2+} + 7H_2O \rightleftharpoons 3Fe(OH)_3 \downarrow + MnO_2 \downarrow + 5H^+$$

$$2MnO_4^- + 3Mn^{2+} + 2H_2O \rightleftharpoons 5MnO_2 \downarrow + 4H^+$$

（2）加入 Zn 粉置换 Cd^{2+}、Ni^{2+}，得到金属 Cd、Ni 沉淀物被除去。

$$CdSO_4 + Zn \Longrightarrow ZnSO_4 + Cd\downarrow$$

$$NiSO_4 + Zn \Longrightarrow ZnSO_4 + Ni\downarrow$$

除去杂质后的硫酸锌溶液经过浓缩结晶、过滤、烘干等步骤制得产品。

（二）药用硫酸锌的含量测定法

Zn^{2+} 能与 EDTA 形成稳定的配合物，因此 $ZnSO_4 \cdot 7H_2O$ 的含量可以用 EDTA 滴定法测定。由于 EDTA 的配位能力很强，为排除其他杂质离子的干扰往往可以采用控制酸度法。本实验就是用缓冲溶液控制 pH 在 10 的条件下，以金属指示剂铬黑 T 来指示终点进行滴定的。铬黑 T 在溶液中为纯蓝色，与 Zn^{2+} 结合后变成酒红色，在整个滴定过程中的反应为：

滴定至终点前指示剂与 Zn^{2+} 结合生成酒红色

$$Zn^{2+} + HIn^{2-}（纯蓝色）\Longrightarrow ZnIn^-（酒红色）+ H^+$$

滴定至终点时结合的指示剂释放 Zn^{2+} 成纯蓝色

$$ZnIn^-（酒红色）+ H_2Y^{2-} \Longrightarrow ZnY^{2-} + HIn^{2-}（纯蓝色）+ H^+$$

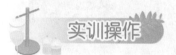

实训用物

1. **仪器** 烧杯（100 ml、400 ml）、量筒（100 ml）、容量瓶（100 ml）、移液管（25 ml）、碱式滴定管（50 ml）、锥形瓶（250 ml）、布氏漏斗、真空泵、抽滤瓶、胶头滴管、蒸发皿、铁架台、铁圈（泥三角）、水浴锅、酒精灯、滤纸、托盘天平、电子天平、pH 试纸、点滴板。

2. **试剂** 粗 ZnO（工业级）、Zn 粉（AR）、丁二酮肟试剂、铬黑 T 指示剂、镉试剂（0.2 g/L）、H_2SO_4（3 mol/L）、KOH（2 mol/L）、$KMnO_4$（0.5 mol/L）、EDTA（0.05 mol/L）、氨水（6 mol/L）、$NH_3 \cdot H_2O$—NH_4Cl（pH=10）。

实训操作

（一）操作流程

操作流程见图 23-1。

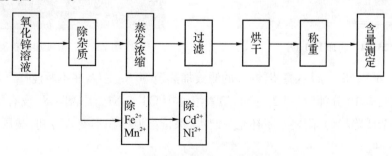

图 23-1 药用硫酸锌的制备及含量测定流程

（二）操作步骤

1. 硫酸锌的制备　制备主要包括氧化锌溶解、除杂质、浓缩、过滤、烘干等步骤。

（1）氧化锌的溶解：称取 30.0 g 粗氧化锌置于 400 ml 的烧杯中，加 3 mol/L H_2SO_4 130 ml，将烧杯置于 80～90 ℃的水浴锅中，并不断搅拌至氧化锌完全溶解（在此过程中注意补加蒸馏水，保持溶液体积不变，见图 23-2），再加入极少量氧化锌，边加边用玻璃棒搅拌，同时测 pH（图 23-3），调节溶液 pH≈4，趁热减压过滤，滤液倒入 400 ml 烧杯中。

以上操作步骤顺序为：称样→溶解→调 pH→过滤→保留滤液。

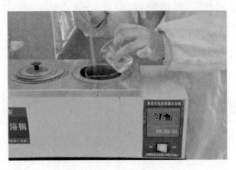

图 23-2　补加蒸馏水

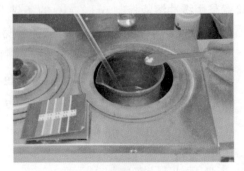

图 23-3　调 pH

（2）除去 Fe^{2+}、Mn^{2+} 杂质：将步骤（1）的滤液在 80～90 ℃的水浴锅中加热数分钟，至烧杯内溶液温度与水浴锅温度一致后，取出滴加 0.5 mol/L $KMnO_4$ 至溶液呈现淡红色（图 23-4），继续加热至溶液为无色，并维持溶液的 pH≈4，趁热减压过滤，弃去固体杂质，将滤液倒入 400 ml 烧杯中。

除 Fe^{2+}、Mn^{2+} 的操作顺序为：滤液加热→加 $KMnO_4$→调 pH→趁热过滤→保留滤液。

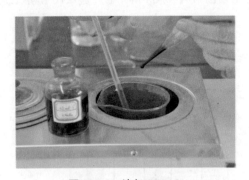

图 23-4　滴加 $KMnO_4$

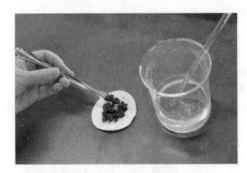

图 23-5　分批加锌粉反应

（3）除去 Cd^{2+}、Ni^{2+} 杂质：将步骤（2）的滤液加热至 80 ℃左右，在不断搅拌下，分批加入 1 g 纯 Zn 粉，让其反应 10 分钟后（图 23-5），检查溶液中 Cd^{2+}、Ni^{2+} 是否除尽，没有除尽可补加少量 Zn 粉，直至杂质除尽（其间要不断补充蒸馏水，保持溶液体积不变），冷却，减压过滤，滤液倒入 400 ml 烧杯中。

除 Cd^{2+}、Ni^{2+} 的操作顺序为：滤液加热→加 Zn 粉→检查 Cd^{2+}、Ni^{2+}→冷却过滤→保留

滤液。

Cd^{2+}的检查:在定量滤纸上,加1滴0.2 g/L镉试剂,烘干;再加1滴供试液,烘干;最后加1滴2 mol/L KOH,如果斑点呈现红色,表示有Cd^{2+}(图23-6)。

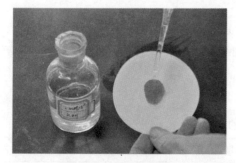
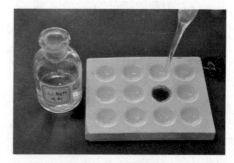

图23-6　Cd^{2+}的检查　　　　　　　　**图23-7　Ni^{2+}的检查**

Ni^{2+}的检查:取1滴供试液于点滴板上,加2滴丁二酮肟试剂,生成鲜红色沉淀,表示有Ni^{2+}(图23-7)。

(4)滤液浓缩结晶:将步骤(3)得到的滤液1/3转移至100 ml烧杯中,用3 mol/L H$_2$SO$_4$调节溶液pH≈1后,再将此溶液转移至洁净的蒸发皿中,加热蒸发浓缩至液面出现结晶析出后,再加热1~2分钟,停止加热,冷却结晶,减压过滤,晶体用滤纸包裹吸干水分(或者在105 ℃烘箱中烘干)后称量,计算产率。

$$产率(ZnSO_4 \cdot 7H_2O) = \frac{m_s(实际)}{m_s(理论)} \times 100\%$$

$$m_s(理论) = \frac{M(ZnSO_4 \cdot 7H_2O)}{M(ZnO)} \times \frac{30}{3}$$

式中:m_s(实际)为ZnSO$_4$·7H$_2$O的实际质量(g);

m_s(理论)为ZnSO$_4$·7H$_2$O的理论质量(g)。

浓缩结晶操作顺序:调pH→转移→浓缩→冷却结晶→过滤→烘干→称重→计算。

2. 硫酸锌含量的测定　硫酸锌含量测定包括测试液配制和含量测定(滴定操作)。

(1)硫酸锌测试液的配制:精密称取制备的ZnSO$_4$·7H$_2$O产品约1.0 g于100 ml烧杯中,加60 ml水溶解后,转移至100 ml容量瓶中,摇匀,定容。

配制操作顺序:称样→溶解→转移→定容。

(2)硫酸锌含量测定:准确移取20.00 ml测试液置于250 ml锥形瓶中,用6 mol/L氨水调至溶液呈微黄色,加20 ml水、pH=10的NH$_3$·H$_2$O—NH$_4$Cl缓冲溶液10 ml、少许铬黑T指示剂,用0.05 mol/L EDTA标准溶液滴定至溶液由酒红色恰好变为纯蓝色即为终点。记录消耗EDTA的体积。平行测定3次。取平均值计算ZnSO$_4$·7H$_2$O的含量。计算公式如下:

$$w(ZnSO_4 \cdot 7H_2O) = \frac{cVM(ZnSO_4 \cdot 7H_2O)}{\frac{1}{5} \times m_s} \times 100\%$$

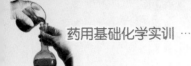
式中：w 为 $ZnSO_4 \cdot 7H_2O$ 的百分含量；

c 为 EDTA 的滴定浓度，mol/L；

V 为 EDTA 消耗的体积，ml；

m_s 为称样质量，g；

M 为 $ZnSO_4 \cdot 7H_2O$ 的摩尔质量，g/mol。

含量测定操作顺序：取样→氨水调色→加水→加缓冲液→加指示剂→滴定→读数→计算。

（三）实训结果

将实训结果分别记录于表 23 - 1、23 - 2 中。

表 23 - 1　ZnO 的产率

ZnO 的理论质量(g)	ZnO 的实际质量(g)	产率(g)

表 23 - 2　$ZnSO_4 \cdot 7H_2O$ 的含量

称样重 (g)	EDTA 浓度 (mol/L)	EDTA 滴定体积(ml)				产品含量 (%)
		第一次	第二次	第三次	平均	

（四）注意事项

1. 硫酸溶解氧化锌是放热反应，温度过高或过快会导致氧化锌凝结，溶解困难。

2. 补水可视操作情况进行，如果整个速度进行较快，体积变化不大也可以不补水。

3. Cd^{2+} 的检查时，供试液和后面的 KOH 试剂都要滴在原来镉试剂上面。

思考题

1. 制药工业为什么不直接选用闪锌矿生成硫酸锌，主要从哪方面考虑？

2. 溶解时为何要趁热过滤，而硫酸锌结晶时则不要趁热过滤？

3. 为什么制备时前期控制 pH≈4，产品浓缩结晶时控制 pH≈1？

4. 为什么除 Fe^{2+}、Mn^{2+} 要趁热过滤,而除 Cd^{2+}、Ni^{2+} 要冷却过滤?

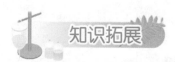 知识拓展

$ZnSO_4 \cdot 7H_2O$ 是无色透明的结晶粉末,易溶于水或甘油,不溶于乙醇。医学上常用作催吐剂;配制滴眼液,利用其收敛性防止沙眼病;用作其他含锌药物原料。药典上规定其纯度应在 $99\% \sim 103\%$。

【药用硫酸锌的制备及含量测定评分标准】

评分员:　　　　　班级:　　　　　姓名:　　　　　学号:　　　　　得分:

项　目	分值	操作实施要点	得分及扣分依据
课前素质要求(6分)	6	按时上课,着装整洁并穿白大褂,有实验预习报告	
操作过程 · 操作前准备(8分)	4	仪器检查:齐全、完好(如果缺少未报告扣1分,未使用过仪器可在老师介绍后检查完好性)	
操作过程 · 操作前准备(8分)	4	试剂检测:齐全、完好(如果缺少未报告扣1分)	
操作过程 · 操作中(70分)	10	正确称量、氧化锌溶解完全、保留滤液(每项2分,未补水和调pH各扣2分)	
操作过程 · 操作中(70分)	10	除杂质,过滤,保留滤液(每项2分,未调pH,未检测杂质各扣2分;操作不规范扣1分)	
操作过程 · 操作中(70分)	10	浓缩结晶(浓缩装置正确,过滤装置正确,保留结晶,烘干,称重。每项有2分,操作不正确扣1分)	
操作过程 · 操作中(70分)	8	测试液配制(称样、溶解、转移、定容,每项正确2分,不规范扣1分)	
操作过程 · 操作中(70分)	22	滴定操作(取样、用氨水调色、加蒸馏水、加缓冲液、加指示剂、滴定、记录数据、计算;除滴定操作外,其余每项正确2分;滴定操作正确8分;滴定操作有润洗滴定管,滴定手法正确,读数正确,有平行操作,每项正确2分,不规范扣1分)	
操作过程 · 操作中(70分)	10	结果(根据药典要求,纯度为 $99\% \sim 103\%$。误差>0.5%,扣1分;误差>2%,扣4分;实验产率超过规定产率范围±1%扣1分,超过±3%扣4分)	
操作过程 · 操作后整理(6分)	6	台面整理,仪器清洗,有数据记录	
评价(10分)	4	态度认真,无串岗	
评价(10分)	6	报告认真完成,按时交报告	
总　分			

注:各校根据实验条件和学生情况酌情评分。

(俞晨秀)

项目四 设计实训

任务二十四 由粗氧化铜制备硫酸铜及其组成测定

实训预习

1. 预习氧化铜的化学性质。
2. 预习硫酸铜的物理和化学性质。
3. 预习硫酸铜结晶水的测定方法。
4. 复习称重、溶解、沉淀、过滤和浓缩的操作。

实训目的

1. 查阅资料,设计硫酸铜的制备及其含量测定的实验方案。
2. 学会硫酸铜的制备和提纯方法以及硫酸铜结晶水的测定方法。
3. 学习并巩固无机化合物制备的基本操作。

实训原理

1. 硫酸铜的制取　氧化铜能与硫酸作用生成硫酸铜,反应式为

$$CuO + H_2SO_4 \Longrightarrow CuSO_4 + H_2O$$

2. 杂质去除　所得 $CuSO_4$ 溶液中常含有不溶性和可溶性两类杂质。不溶性杂质通过过滤除去;可溶性杂质主要是 Fe^{2+},可以用 H_2O_2 氧化 Fe^{2+} 为 Fe^{3+},然后调节 $pH \approx 4.0$,并加热煮沸,使 Fe^{3+} 水解生成 $Fe(OH)_3$ 沉淀,过滤除去。其有关反应式为

$$2Fe^{2+} + 2H^+ + H_2O_2 \Longrightarrow 2Fe^{3+} + 2H_2O$$

$$Fe^{3+} + 3H_2O \Longrightarrow Fe(OH)_3 \downarrow + 3H^+$$

其他可溶性杂质可通过重结晶除去。因为硫酸铜在水中溶解度随温度升高而明显增大,所以当热的饱和溶液冷却时,待提纯的硫酸铜首先以结晶析出,而少量杂质由于尚未达到饱和溶液,仍留在母液中,从而得到较纯的硫酸铜晶体。

3. 五水硫酸铜中结晶水的变化 水合硫酸铜在加热条件下,会发生脱水最终变成白色的无水硫酸铜。根据加热前后的质量变化,可测得硫酸铜晶体中结晶水含量。

水合硫酸铜在不同的温度下可以逐步脱水,在温度 533～553 K 时,则完全脱水生成白色粉末状无水硫酸铜,其反应式为

$$CuSO_4 \cdot 5H_2O \xrightarrow{\triangle} CuSO_4 \cdot 3H_2O + 2H_2O$$

$$CuSO_4 \cdot 3H_2O \xrightarrow{\triangle} CuSO_4 \cdot H_2O + 2H_2O$$

$$CuSO_4 \cdot H_2O \xrightarrow{\triangle} CuSO_4 + H_2O$$

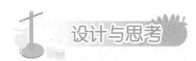

设计与思考

(一)设计内容

1. 实验的工艺流程 依据粗氧化铜与硫酸反应的过程特点和反应物的状态及性质,设计由原料到产品的工艺路线。

2. 实验的操作步骤 对工艺路线中给出的关键步骤,设计出该操作步骤能够合理实施的过程。

3. 实验中的检测方法 对于除杂质操作,要根据杂质的性质设计相应的检测方法,以判断杂质是否除去完全;对于产品,要设计结晶水的测定方法,以判断产品质量。

4. 实验用物 根据操作步骤中涉及的各类仪器和试剂,确定实验用物。

(二)设计要点思考

仔细阅读文献,查找与制备硫酸铜及其组成测定相关的实验方法,结合教材,思考如下问题,并给出答案。

1. 制备、提纯硫酸铜以及测定结晶水含量时,需要准备哪些仪器和试剂?

2. CuO 选用的量和 H_2SO_4 的浓度及选用的量如何确定? 如何设计用 H_2SO_4 溶解 CuO 的操作? 反应结束后,是否要选择趁热过滤?

3. 除杂质时,可能会有哪些杂质? 如何根据它们在制备中的状态,将其分离除去?

4. 除杂质时,为什么要将 Fe^{2+} 转化为 Fe^{3+},实验中控制在什么条件下能转化完全?

5. 除去杂质后的溶液经过哪些操作可以得到五水硫酸铜?

6. 每一项操作步骤中,都应注意些什么问题?

7. 产品得率在什么范围比较合理? 结果如何求算?

【由粗氧化铜制备硫酸铜及其组成测定评分标准】

评分员：　　　　　班级：　　　　姓名：　　　　学号：　　　　得分：

项　目	分值	操作实施要点	得分及扣分依据
课前素质要求（6分）	6	按时上课，着装整洁并穿白大褂，有实验预习报告	
操作过程　操作前准备（48分）	40	设计的工艺流程线路正确、完整，操作步骤正确、完整，产品结晶水检测方法简单、准确，不扣分（设计流程错误扣10分）	
		设计的工艺流程线路次序混乱，颠倒一项扣4分，缺少一项扣4分，至分值扣完（本项目10分）	
		设计的操作步骤项目，错误一项扣4分，一项不完整扣4分，至分值扣完（本项目10分）	
		产品结晶水检测方法没有，扣8分；过于复杂扣2分，方法不准确扣2分（本项目10分）	
	4	仪器检查：齐全、完好（如果缺少且未报告扣1分，未使用过仪器可在老师介绍后检查完好性）	
	4	试剂检测：齐全、完好（如果缺少且未报告扣1分）	
操作中（40分）	6	正确称量、溶解完全（每项3分）	
	6	杂质没有沉淀完全、分离完全，每项扣3分	
	8	检查真空泵完好性，正确组装真空过滤设备，布氏漏斗滤纸大小正确，布氏漏斗尖嘴远离抽滤瓶口（每项2分）	
	8	用蒸馏水润湿滤纸并贴紧，开机后倾倒滤液，完成时先拔开抽滤瓶口橡皮管再关机，留样保留正确（每项2分）	
	4	烘干、称重（每项2分）	
	8	结果（产率超过规定范围±1%，扣2分；产率超过规定范围±3%，扣5分；产率超过规定范围±5%，扣8分）	
操作后整理（4分）	4	台面整理，仪器清洗，有数据记录	
评价（2分）	2	态度认真，无串岗	
总　分			

注：各校根据实验条件和学生情况酌情评分。

（俞晨秀）

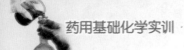

项目五 创新趣味实训

任务二十五 化学"鸡尾酒"趣味实训

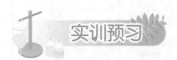

实训预习

1. 查阅常见化合物的溶解性、颜色、稠度、密度。
2. 了解"鸡尾酒"的特点。

实训目的

1. 掌握常见化合物的物理化学性质。
2. 了解结构与化合物性质的关系。
3. 培养观察现象、分析问题和创新设计的能力。

创新思路

(一)用"鸡尾酒"的层概念串联物质性质

每一种化合物都有自己的物理和化学性质,利用层形成对化合物性质的要求,通过"鸡尾酒"实验将一些化合物的性质串联起来,形成多种物质性质同时比较的情景和强烈的视觉效果,以帮助学生对知识的掌握和理解。

(二)融生活、趣味、创新于一体,构建实验新模式

单纯的化学实验过于枯燥乏味,以"鸡尾酒"为意象载体,用化学的知识和内容,搭建完成"鸡尾酒"的实验内容,通过情景教学手段等的融入,构建趣味、主动、有效的实验课程。

(三)"鸡尾酒"的形式

"鸡尾酒"具有多层、多色、多形式、可创造的特征。学生既可以自己设计"鸡尾酒"的样式实验,也可以按照老师要求的"鸡尾酒"样式实验;既可以全是物理性质的串联实验,也可以全是化学性质的串联实验;既可以由"鸡尾酒"设计知识点,也可以由知识点设计"鸡尾酒"样式等。

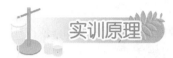

实训原理

（一）不相互混溶的化合物产生分层

物质从极性的角度可以分为极性和非极性两类。根据相似相溶原理,极性物质间、非极性物质间彼此能够相互溶解,而非极性物质和极性物质间彼此不溶,从而产生分层。密度大的物质就处于下层,密度小的物质处于上层。

（二）试剂加入方式也会产生分层

当用很慢的速度滴加试剂到另一种物质上的时候,虽然两种物质是可以溶解的,但是由于物质扩散有一定的速度,在一定的时间内不会立刻混溶,而会在一定时间内出现分层现象。

（三）稠度和密度也会产生分层

当两种物质的密度相差很大时,将密度小的物质加到密度大的物质上,往往容易产生分层;当两种物质稠度相差很大时,相互加入时也比较容易产生分层。

物质在相互加入的过程中,能否产生分层甚至颜色,与化合物的相溶性、密度、稠度、反应等诸多因素有关,下面是一款 13 层、多色彩的化学"鸡尾酒"实例(图 25-1)。

实训用物

1. 仪器　烧杯(50 ml、100 ml)、刻度吸管(5 ml)、量筒(10 ml、100 ml)、长管胶头滴管、大试管、玻璃棒。

2. 试剂　H_2SO_4(AR 或 CP)、苯甲醇(AR或 CP)、苯(AR或 CP)、碘(AR 或 CP)、NaOH(10%)、$CuSO_4$(10%)、甘油(AR或 CP)、石蜡油(AR 或 CP)、CCl_4(AR 或 CP)、氨水(AR 或 CP)等。根据自己设计选择相应试剂。

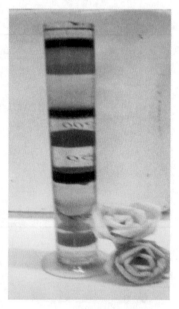

图 25-1　化学"鸡尾酒"

实训举例示范

（一）试剂调配

1. 在 10 ml CCl_4 中加入少量碘,得到酒红色 CCl_4 备用。

2. 在 10 ml 苯中加入少量碘,得到酒红色苯备用。

3. 在试管中滴加 2 滴 10%NaOH 溶液,再滴加 2 滴 10%$CuSO_4$,静置片刻,加 10 ml 氨水至溶液呈蓝色,用软木塞塞住管口或用塑料纸包住管口备用。

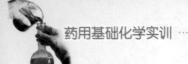

（二）"鸡尾酒"调配

在试管中加约 2 ml 浓 H_2SO_4，将试管倾斜约 45 ℃，再用滴管慢慢滴加调配的 CCl_4；依次用同样方式再加入甘油、10％$CuSO_4$、苯甲醇、调配的氨水、调配的苯、石蜡油。

（三）"鸡尾酒"外观

1. 层数（从下到上）　浓 H_2SO_4→CCl_4→甘油→$CuSO_4$→苯甲醇→氨水→苯→石蜡油，一共 8 层。

2. 色（从下到上）　无色→酒红色→无色→蓝色→无色→蓝色→酒红色→无色。

形成多种色的交替现象，本实验共 3 种颜色。

趣味实验设计

"鸡尾酒"实验设计方案模板见表 25－1。

表 25－1　"鸡尾酒"实验设计方案模板

	内　容
标　题	赤橙黄绿青蓝紫七色鸡尾酒
选用试剂	试剂的名称及数量
试剂选择依据	选用试剂的性质及颜色、选配试液的性质及颜色
鸡尾酒构成	层构成、色构成
操作内容	调配步骤及现象描述
注意事项	
参考文献	

思考题

1. 能否用两个水溶性和两个油溶性的四种化合物，调制出 5 层或更多层数的鸡尾酒？

2. 浓硫酸的密度为什么比浓盐酸大？氨水为什么浓度越大密度越小？

【化学"鸡尾酒"趣味实验的评分标准】

评分员：_____   班级：_____   姓名：_____   学号：_____   得分：_____

项　目	分值	操作实施要点	得分及扣分依据
操作前准备 （16分）	8	大试管、烧杯、移液管、量筒、滴管洗净、晾干，每少洗一样扣1分，试管、滴管、烧杯要烘干，未烘干各扣1分	
	8	试剂检查，检查试剂的种类和数量，缺1项扣4分	
调配中 （74分）	4	胶头滴管滴加方法正确，滴加速度过快，呈现线状扣4分	
	8	调出紫色，未调出扣8分	
	8	调出蓝色，未调出扣8分	
	8	调出青色，未调出扣8分	
	8	调出绿色，未调出扣8分	
	8	调出黄色，未调出扣8分	
	8	调出橙色，未调出扣8分	
	8	调出赤色，未调出扣8分	
	8	层明显、色鲜明，层不明显、色不鲜明各扣4分	
	6	整体均匀、协调，各层高度不一、整体不协调各扣3分	
操作后整理 （6分）	6	清洗仪器、整理台面、记录现象，缺少1项扣2分	
（4分）	4	能查阅资料，认真思考设计方案、操作认真，无独立的设计内容，扣4分	
合　计			

注：本评分标准是"赤橙黄绿青蓝紫七色鸡尾酒"实验的评分标准，其他的"鸡尾酒"可以自行设计类似的评分标准，各校还可以根据实验条件和学生情况酌情评分。

（俞晨秀　吴　晟）

思考题答案

任务三

1. 在放置待测物或加减砝码时,应特别注意什么事项?

答:①升降旋钮应处于关闭状态,防止晃动磨损刀口。②待测物不能直接放在托盘上,且质量不能超过天平的量程,事先可用托盘天平简单称量。③使用镊子取用砝码,砝码规格是先大后小。物品和砝码轻拿轻放。

2. 用电光分析天平称量时,打开升降旋钮始终没有发现缩微标尺的投影在光屏上出现,此时待测物比砝码重还是轻?

答:待测物比砝码轻。投影始终没有出现即表示右侧偏重,如迅速移动到左边则待测物偏重。

3. 一同学用电光分析天平称量某物体,得出一组数据:1.340 0 g、1.340 g、1.340 00 g。请判断哪个是合理读数。

答:1.340 0 g 是合理数据。精确到小数点后四位。

任务四

1. 用浓 H_2SO_4 溶液配制稀 H_2SO_4 溶液时应注意什么?

答:应将浓 H_2SO_4 沿着烧杯内壁缓缓地倒入水中,边加边搅拌,禁止将水加入到浓 H_2SO_4 中。

2. 用固体 NaOH 配制 NaOH 溶液时,称量时应注意什么?

答:应将固体 NaOH 放在小烧杯中称量,不允许将 NaOH 直接放到秤盘上或放到称量纸上称量。

3. 用含结晶水的固体试剂配制溶液时,为什么计算固体试剂的质量时一定要把结晶水计算进去?

答:若计算时不把结晶水计算进去,则配得的溶液浓度偏低。

任务五

1. 真空过滤相比普通过滤有哪些优势？什么情况下使用较好？

答：主要的优势是快和彻底。对于容易形成胶体的沉淀，最好用真空过滤。因为这种沉淀过滤时，胶体颗粒细小且有黏性，容易堵住滤纸，使过滤中后期的液体较难过滤下来。

2. 真空过滤结束时，为什么要先拔橡皮管再关机？

答：是为了防止真空泵中的液体倒吸。

3. 浓缩时如果不够稠厚会有哪些影响？如果太干会发生什么情况？

答：如果不够稠厚，溶解在溶液中的氯化钠就会被过滤掉，产品得率降低。如果太干，会发生固体飞溅的现象，损失氯化钠，产品得率降低，甚至可能伤及皮肤等。

4. 粗盐中的 K^+ 是怎样除去的？泥沙是在哪步中被除去？

答：KCl的溶解度随着温度的升高而增加，NaCl的溶解度随着温度的升高变化不大，在NaCl饱和溶液不断蒸发的过程中，氯化钠会随着水分的减少而结晶析出，KCl则仍在溶液中，通过过滤可以将其与NaCl分离。泥沙主要是在过滤 $BaSO_4$ 沉淀的同时，一起被分离除去。

任务六

1. 可否用别的方法来验证温度对化学平衡的影响？

答：可以将 NO_2 平衡仪的一端用酒精灯加热，结果加热部位相对于未加热部位颜色变深，可有效地判断温度的影响。

2. 二氧化锰催化剂用什么方式加入试管内？

答：将二氧化锰平铺于一小纸条内，通过小纸条输送的方式使其到达试管底部。

3. 滴加试剂是否越多现象越明显？

答：不是，化学反应都有最佳的试剂用量，过多和过少都不利于反应进行。

任务七

1. 为什么缓冲溶液具有缓冲能力？试举例说明。

答：因为缓冲溶液的组成都是由共轭酸碱对构成，其中一种成分是抗酸的，另一种成分是抗碱的。如：在 $CH_3COOH—CH_3COONa$ 共轭体系中加入少量强酸，因为体系中有大量的 CH_3COO^-，可以抵消加入的 H^+，因而保持溶液中 H^+ 浓度几乎不变；同理，如果向该体系中加入少量强碱，因体系中有大量的醋酸，醋酸解离的 H^+ 可以抵消碱中的 OH^-，因而可以保持溶液的pH几乎不变。

2. 缓冲溶液的pH由哪些因素决定？

答：由缓冲溶液pH计算公式可知，缓冲溶液pH最主要由共轭酸碱对的 pK_a 决定，其次由缓冲比决定。

3. 为什么适当稀释缓冲溶液,其 pH 几乎不变?

答:由缓冲溶液 pH 计算公式可知,因为适当稀释缓冲溶液,其缓冲比不变,所以其 pH 几乎不变。

4. 在 NaH_2PO_4—Na_2HPO_4 缓冲对中,抗酸成分和抗碱成分分别是什么?

答:抗酸成分是 Na_2HPO_4,抗碱成分是 NaH_2PO_4。

任务八

1. 使用离心机的操作步骤是什么? 能否不关盖板启动?

答:(1) 检查离心机的工作台是否平整坚固、干燥并通风良好。

(2) 打开电源开关,检查指示灯是否点亮。

(3) 关闭电源开关。

(4) 开启离心盖,对称放入称量一致的离心管(如果只处理一支离心管,则应在对称位置放一支装有等量水的离心管)以保持平衡。

(5) 关闭离心盖。

(6) 设定定时。

(7) 打开电源开关。

(8) 调节调速旋钮置于所需转速(结晶形沉淀以 1 000 转/分,离心 1~2 分钟即可;无定形沉淀以 2 000 转/分,需要 3~4 分钟方可)。

(9) 每次停机前必须将调速旋钮置于最小位置。

(10) 定时器置零,再关电源开关。

(11) 打开离心盖,取出离心管,关闭离心盖。

不关离心机盖板,严禁启动离心机。

2. 离心分离后能否倾斜试管倒出离心液? 应怎样取出离心液?

答:不能。应该使用滴管吸出。

3. 在酒精灯上加热试管内溶液时,试管口能否对着自己或别人?

答:不能。要防止溶液暴沸喷出伤人。

4. 在上述实验中,体现铝是两性元素的反应步骤、出现的现象是什么?

答:铝与 NaOH 的反应。首先出现白色絮状沉淀,继续加入 NaOH 则沉淀消失。

5. 在使用 KSCN 鉴定 Fe^{3+} 时,能否用 HNO_3 代替 HCl 对试液进行酸化?

答:不能。因为 HNO_3 具有氧化性,可破坏 SCN^-,所以不能作为酸化试剂。

任务九

1. 标定醋酸浓度时,可否用甲基橙作指示剂? 为什么?

答:不可以,因为强碱滴定弱酸,终点时溶液呈碱性,甲基橙变色的 pH 范围是 3.1~4.4。

2. 当醋酸溶液浓度变小时,$[H^+]$、α 如何变化?K_a 值是否随醋酸溶液浓度变化而变化?

答：[H$^+$]减小、α 增大。K_a 值不变。

3. 如果改变所测溶液的温度,则电离度和电离常数有无变化?

答：升高温度,醋酸的电离度和电离常数均增大。

任务十

1. 滴定管、容量瓶、烧杯等滴定分析仪器洗净的标志是什么?

答：把仪器倒置,仪器中的水可以完全流尽而没有水珠附着在容器壁上。

2. 酸式滴定管和碱式滴定管的特征是什么?

答：带有玻璃活塞的滴定管是酸式滴定管;连接有一小段橡皮管,管内有一玻璃球的滴定管是碱式滴定管。酸式滴定管只能盛放酸、酸性或氧化性标准溶液,碱式滴定管只能加入碱或碱性标准溶液,不得混用。

3. 为什么滴定时每次都应从零刻度或零刻度以下附近开始?

答：这样可以固定在某一段体积范围内进行滴定,减少体积误差。

任务十一

1. 已知在 NaOH 固体中因吸收了 CO_2 而存在少量 Na_2CO_3,如何在配制溶液前除去其中的 CO_3^{2-},减少不必要的误差?

答：常见方法包括:①先制备饱和 NaOH 溶液(50%),其中的 Na_2CO_3 会基本不溶,待沉淀稳定后,缓慢取上层清液,另加入适量不含 CO_2 的蒸馏水配制。②在配制的 NaOH 溶液中加入 $Ba(OH)_2$ 或 $BaCl_2$,待沉淀稳定后,缓慢取上层清液,另加入适量不含 CO_2 的蒸馏水配制。

2. 用已失去部分结晶水的草酸作为基准物质标定 NaOH 溶液时,对结果的精确度有无影响? 为什么?

答：有影响。因为草酸如失去部分结晶水导致相同质量下纯草酸的量增多,会消耗更多的 NaOH,即 NaOH 的 V 增加,所以计算结果导致 NaOH 的浓度偏低。

3. 滴定前往装有 KHP 的锥形瓶中加入一定体积的蒸馏水,对滴定结果是否有影响?

答：无影响。在装有 KHP 的锥形瓶中加入一定体积的蒸馏水,并不影响 KHP 的物质的量发生变化。

任务十二

1. 为什么不能用直接法配制盐酸标准溶液?

答：因为盐酸不符合基准物质的条件,浓盐酸的质量分数只有 37%。

2. 装被滴定液的锥形瓶是否需要烘干?

答：不需要。因为即使有少量水残留,也不影响被滴定液中溶质总量。

3. 滴定管挂有水珠未经荡洗直接装入滴定液,对结果将会产生什么影响?

答：会使滴定液的浓度减小,而导致消耗体积偏大。

4. 当被滴定液滴定变成紫红色时,为什么要将其加热?

答:为了驱赶反应中生成的 CO_2。

5. 试分析实训中产生误差的原因。

答:根据实验结果具体分析。

任务十三

1. 阿司匹林含量的测定为何用返滴定法?

答:由于药片中一般都添加一定量的赋形剂如硬脂酸镁、淀粉等不溶物,不宜直接滴定。

2. 如何对固体样品进行预处理?

答:将药片用研钵研磨成粉末状。

3. 如何提高对终点颜色判断的灵敏度?

答:在实验台下铺垫一张白纸,颜色变化更易于观察。

任务十四

1. 双指示剂法测定混合碱,在同一份溶液中测定,判断在下列五种情况下试样的组成。(a) $V_1=0$;(b) $V_2=0$;(c) $V_1>V_2$;(d) $V_1<V_2$;(e) $V_1=V_2$。

答:(a) 只有 $NaHCO_3$;(b) 只有 $NaOH$;(c) $NaOH$ 和 Na_2CO_3 的混合物;(d) Na_2CO_3 和 $NaHCO_3$ 的混合物;(e) 只有 Na_2CO_3。

2. 测定混合碱时,酚酞褪色前,由于滴定速度太快,摇动不均匀,使滴入的 HCl 局部过浓致使 Na_2CO_3 或 $NaHCO_3$ 迅速转变为 H_2CO_3 并分解为 CO_2,当酚酞恰好褪色时,记下 HCl 体积 V_1,这对测定结果有何影响?

答:若混合碱为 $NaOH$ 和 Na_2CO_3 的混合物,会使 Na_2CO_3 测定结果偏低;若混合碱为 Na_2CO_3 和 $NaHCO_3$ 的混合物,会使 $NaHCO_3$ 测定结果偏低。

任务十五

1. 溶解稀释 $AgNO_3$ 是否可以用普通自来水? 为什么?

答:因为配制的硝酸银滴定液的水应无氯离子,否则配制的溶液会出现白色沉淀,普通自来水中杂质多,不能使用。

2. 对基准物质 NaCl 溶液的配制有什么要求?

答:①纯度高。②在空气中稳定且具有较大的摩尔质量。③物质的化学组成应与化学式完全相符。

3. 滴定过程为什么要不断振摇溶液? 如若不充分摇动溶液,对测定结果有什么影响?

答:剧烈摇动可释放出被 AgCl 沉淀吸附的 Cl^-,防止终点提前。若不充分摇动,则滴定终点提前,最后测得的结果将不准确。

4. 莫尔法为什么要在中性或弱碱性介质中进行?

答:铬酸钾指示剂只能在近中性或弱碱性溶液中存在。若溶液为酸性,CrO_4^{2-} 与 H^+ 结合形成 $HCrO_4^-$,甚至转化成 $Cr_2O_7^{2-}$,使 CrO_4^{2-} 浓度降低而在化学计量点时不能形成 Ag_2CrO_4 沉淀。若碱性太强,则会有 $AgOH$ 沉淀析出。

任务十六

1. 测定过程中为什么要加入糊精?

答:由于在化学计量点时,Ag^+ 和 Cl^- 都不过量,$AgNO_3$ 沉淀极易发生凝聚,所以滴定时一般需要加入糊精以保护胶体,防止沉淀凝聚。

2. 为什么要在中性或弱碱性($pH=7\sim10$)的环境下滴定?

答:吸附指示剂大多是有机弱酸,起指示作用的是它们的阴离子。由于各种吸附指示剂的 K_a 值不同,所以应控制溶液的酸度使指示剂主要以阴离子的形式存在,荧光黄的 K_a 值约为 10^{-8},可在 $pH=7.0\sim10.0$ 的中性或碱性条件下使用。

3. 测定 Cl^- 时为什么只能选择荧光黄指示剂?

答:卤化银胶体颗粒对卤素离子和几种常用吸附指示剂的吸附力的大小依次为 $I^->$ 二甲基二碘荧光黄 $>Br^->$ 曙红 $>Cl^->$ 荧光黄,因此测定 Cl^- 时只能选用荧光黄。

4. 吸附指示剂法测氯化钠含量时,滴定为什么要避免强光照射?

答:因为吸附指示剂的卤化银对光极为敏感,遇光易分解析出金属银,溶液很快变成灰色或者黑色。

任务十七

1. $Na_2S_2O_3$ 标准溶液如何配制?如何标定?

答:见"操作步骤"。

2. 用 $K_2Cr_2O_7$ 作基准物标定 $Na_2S_2O_3$ 溶液浓度时,为什么要加入过量的 KI 和加入 HCl 溶液?为什么要放置一定时间后才加水稀释?如果:(1) 加 KI 不加 HCl 溶液,(2) 加酸后不放置暗处,(3) 不放置或少放置一定时间即加水稀释,会产生什么影响?

答:$Cr_2O_7^{2-}+14H^++6I^-\mathrel{=\!=}3I_2+2Cr^{3+}+7H_2O$　　①

$\quad\ \ 2S_2O_3^{2-}+I_2\mathrel{=\!=}S_4O_6^{2-}+2I^-$　　　　　　②

$K_2Cr_2O_7$ 氧化 KI 时,反应①需要在较强的酸性介质中进行,所以加 HCl,放置 10 分钟后,该反应才能定量完成。所以放置一段时间是为了让 $K_2Cr_2O_7$ 氧化 KI 完全,因为它们反应慢。反应②只能在中性或弱酸性介质中进行,所以滴定之前,溶液加水稀释,这样既可以降低溶液酸度,又可使溶液中的颜色不至于太深,以免影响终点观察。KI 见光分解,所以要避光。

3. 为什么要在滴定至近终点时才加入淀粉指示剂?过早加入会造成什么后果?

答:是为了使少量未反应碘和淀粉结合显色有利于终点的观察和滴定精度的提高。过早加淀粉指示剂的话,部分碘已经提前参与反应,淀粉变色将会提前,影响到滴定终点颜色的变化,

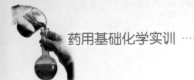

对滴定终点的判断会产生误差。

4. 写出用 $K_2Cr_2O_7$ 溶液标定 $Na_2S_2O_3$ 溶液的反应式和计算浓度的公式。

答:见"实验原理"和"计算公式"。

任务十八

标定 EDTA 标准溶液时,已用氨试液将溶液调为碱性,为什么还要加 $NH_3 \cdot H_2O$—NH_4Cl 缓冲液?

答:因为配制的 EDTA 溶液是酸性的(pH 约为 4.7),如果不加缓冲溶液,随着滴定的进行,会使溶液的 pH 降低。

任务十九

1. 水硬度的测定包括哪些内容?如何测定?

答:(1) 水硬度的测定包括总硬度与钙硬度的测定,镁硬度则根据实验结果计算得到。(2) 可在一份溶液中进行,也可平行取两份溶液进行。①在一份溶液中进行,先在 pH=12 时滴定 Ca^{2+},再将溶液调至 pH=10(先调至 pH=3,再调至 pH=10,以防止 $Mg(OH)_2$ 或 $MgCO_3$ 等形式存在而溶解不完全),滴定 Mg^{2+}。②平行取两份溶液进行。一份试液在 pH=10 时测定 Ca、Mg 总量;另一份在 pH=12 时测定 Ca,由两者所用 EDTA 体积之差求出 Mg 的含量。本实验采用第二种方法。

2. 为什么测定钙、镁总量时,要控制 pH=10?指出它的测定条件。

答:(1) 因稳定常数 $CaY^{2-} > MgY^{2-}$,滴定 Ca^{2+} 的最低 pH=8,滴定 Mg^{2+} 的最低 pH=10,指示剂铬黑 T 使用的最适宜 pH 范围为 9~10.5,因此测定时 pH=10。

(2) 测定总量的条件为:在 pH=10 的氨性缓冲溶液中,以铬黑 T 为指示剂。

3. 测定总硬度时,溶液中发生了哪些反应,它们如何竞争?

答:在 pH=10 的缓冲溶液中,加入铬黑 T 指示剂后,指示剂先与 Mg^{2+} 配位为 $MgIn^-$;当滴加 EDTA 后,EDTA 先与游离的 Ca^{2+}、Mg^{2+} 配位,最后夺取 $MgIn^-$ 中的 Mg^{2+},$MgIn^- + H_2Y^{2-} \Longrightarrow MgY^{2-} + HIn^{2-} + H^+$,溶液的颜色由酒红色变为纯蓝色。

4. 如果待测液中只含有 Ca^{2+},能否用铬黑 T 为指示剂进行测定?

答:(1) 若按本实验条件用直接滴定法测定总硬度,则不能。经计算可知,在 pH=10 的氨性溶液中,以铬黑 T 为指示剂,用 0.02 mol/L EDTA 滴定 0.02 mol/L Ca^{2+} 溶液,终点误差为 -1.5%;若滴定的是 0.02 mol/L Mg^{2+} 溶液,终点误差为 0.11%。此结果表明,采用铬黑 T 为指示剂时,尽管 CaY 比 MgY 稳定,但测定钙的终点误差较大,这是由于铬黑 T 与 Ca^{2+} 显色不灵敏所致。(2) 若按照置换滴定法进行实验,则可以。只要在溶液中加入少量 MgY^{2-},在 pH=10 的条件下,用铬黑 T 为指示剂就能进行测定。

5. 如水样中含有 Al^{3+}、Fe^{3+}、Cu^{2+},能否用铬黑 T 为指示剂进行测定?如可以,实验应该如何做?

答:水样中含有 Al^{3+}、Fe^{3+}、Cu^{2+} 时,可以用铬黑 T 为指示剂进行测定,但由于 Al^{3+}、Fe^{3+}、Cu^{2+} 等对指示剂有封闭作用,应加掩蔽剂将它们掩蔽。Al^{3+}、Fe^{3+} 用三乙醇胺作为掩蔽剂;Cu^{2+} 用乙二胺或硫化钠作为掩蔽剂。

任务二十

1. 配制好 $KMnO_4$ 溶液为什么要盛放在棕色瓶中保存?如果没有棕色瓶怎么办?

答:因 MnO_2 的存在能使 $KMnO_4$ 分解,见光分解更快,所以配制好的 $KMnO_4$ 溶液要盛放在棕色瓶中保存。如果没有棕色瓶,应放在避光处保存。

2. 用 $Na_2C_2O_4$ 溶液标定 $KMnO_4$ 溶液的浓度时,能否用 HCl 或 HNO_3 酸化溶液?

答:不可以。酸性高锰酸钾溶液会氧化盐酸。

$$2MnO_4^- + 5C_2O_4^{2-} + 16H^+ \Longrightarrow 2Mn^{2+} + 10CO_2\uparrow + 8H_2O$$

硝酸有强氧化性,分析滴定时会产生干扰。所以只能在硫酸介质中进行。

3. 过滤 $KMnO_4$ 溶液时,能否用滤纸过滤?为什么?

答:不可以。因为 $KMnO_4$ 有强氧化性,会与滤纸中的还原性物质反应,导致浓度不准。必须用垂熔玻璃漏斗过滤。

4. 标定 $KMnO_4$ 溶液时,为什么第一滴 $KMnO_4$ 加入后溶液的红色褪去很慢,而以后红色褪去越来越快?

答:因 $KMnO_4$ 与 $Na_2C_2O_4$ 反应速度较慢,第一滴 $KMnO_4$ 加入,由于溶液中没有 Mn^{2+},反应速度慢,红色褪去很慢。随着滴定的进行,溶液中 Mn^{2+} 的浓度不断增大,由于 Mn^{2+} 的催化作用,反应速度越来越快,红色褪去也越来越快。

任务二十一

1. $KMnO_4$ 标准溶液测定 H_2O_2 含量时,应注意哪些测定条件?

答:在室温、酸性条件下。

2. 用 $KMnO_4$ 标准溶液测定 H_2O_2 时,能否用加热的办法来加快反应速度?

答:不能,H_2O_2 加热容易分解。

3. 一开始滴定速度能否很快,整个滴定过程中速度控制是怎样的?

答:不能,整个滴定过程要保持一开始慢,然后稍快,最后慢。

4. $KMnO_4$ 滴定液应怎样读数?

答:手拿滴定管上端,读溶液的凸液面与刻度相平位置。

任务二十二

1. 影响吸附薄层色谱 R_f 值的因素有哪些?

答:主要有固定相和流动相的种类和性质,展开剂的饱和度、温度和薄板的性质等。

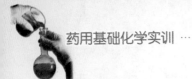
2. R_f 值和 R_r 值有何不同?

答:R_f 是指在一定条件下,被测组分的移动距离与流动相迁移距离之比。色谱条件一定时,组分的 R_f 是一常数,其值在 0~1 之间,可用范围是 0.2~0.8,最佳范围是 0.3~0.5。

R_r 是指在一定条件下,被测组分的移动距离与参考物迁移距离之比。R_r 可以大于 1,也可小于 1。R_r 可消除实验条件的影响,减小实验误差。

3. 薄层色谱法的操作方法可分为哪几步? 每一步应注意什么?

答:操作步骤有制板、点样、展开、定位、鉴别等。

注意事项:

制板:铺板用的匀浆不宜过稠或过稀。过稠,板容易出现拖动或停顿造成的层纹;过稀,水蒸发后,板表面较粗糙。

点样:尽量用细的点样管。如果有足够的耐性,最好只用 1 微升的点样管。这样,点的斑点较小,展开的色谱图分离度好,颜色分明。样品溶液的含水量越小越好,样品溶液含水量大,点样斑点扩散大。样品溶液的溶剂一般是无水乙醇、甲醇、氯仿、乙酸乙酯。点好样的薄层板用电吹风的热风吹干或放入干燥器里晾干。

展开:展开时层析缸密封,原点不能浸入展开缸,且应注意充分饱和,以免产生边缘效应。展开剂中加一点三乙胺,可以更好地防止拖尾现象。

斑点定位:喷显色剂显色最重要的是有好的雾化器。

4. 展开剂的高度若超过了点样线,对薄层色谱有何影响?

答:若超过,则所点试样将被溶剂所洗脱,薄层色谱无法展开。

任务二十三

1. 制药工业为什么不直接选用闪锌矿生成硫酸锌,主要从哪方面考虑?

答:主要从对人体的安全性考虑,因为闪锌矿中含有对人体有害的 Cd^{2+}、Pb^{2+} 等重金属离子。

2. 溶解时为何要趁热过滤,而硫酸锌结晶时则不要趁热过滤?

答:硫酸锌的溶解度随温度升高而增大,如果溶解后放冷过滤,就会有硫酸锌结晶析出,析出的结晶被当做杂质过滤掉,造成得率下降;硫酸锌结晶时,要求硫酸锌充分结晶,溶液中硫酸锌溶解的量越少越好,因此,结晶时不能趁热过滤。

3. 为什么制备时前期控制 pH≈4,产品浓缩结晶时控制 pH≈1?

答:前期溶液中含有 Fe^{2+}、Mn^{2+}、Cd^{2+}、Ni^{2+} 等离子,在 pH≈4 时,这些离子能形成沉淀,通过过滤弃去沉淀而除去。产品浓缩结晶时,控制 pH≈1,是为了防止少量没有除去的离子形成沉淀析出,影响硫酸锌结晶的产品质量。

4. 为什么除 Fe^{2+}、Mn^{2+} 要趁热过滤,而除 Cd^{2+}、Ni^{2+} 要冷却过滤?

答:因为 Fe^{2+}、Mn^{2+} 氧化后的沉淀物易形成溶胶,过滤困难,加热可促使溶胶聚集,Fe^{2+}、Mn^{2+} 沉淀完全,过滤容易,所以要趁热过滤。Cd^{2+}、Ni^{2+} 形成的沉淀不易形成溶胶,放冷后溶

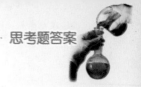

液中溶解的量少,沉淀更加充分,所以 Cd^{2+}、Ni^{2+} 要冷却过滤。

任务二十四

无思考题。

任务二十五

1. 能否用两个水溶性和两个油溶性的四种化合物,调制出 5 层或更多层数的鸡尾酒?

答:可以。举一例如下:

试剂选用:饱和氢氧化钠、水、CCl_4、苯。

设计思路:所选化合物的油相是 CCl_4、苯,水相是饱和氢氧化钠、水。室温下饱和氢氧化钠、水、CCl_4、苯的密度大约是 1.4、1.0、1.6、0.9。根据它们的溶解性和密度,设计的层是:CCl_4—饱和氢氧化钠—1:1 的两个油相混合液—水—苯,共 5 层。

操作步骤:在大试管中依次加入 5 ml CCl_4、5 ml 饱和氢氧化钠、5 ml 饱和氢氧化钠和 CCl_4 的混合物、5 ml 水、5 ml 苯,加入时的速度不要太快。

如果要调制 5 层以上的"鸡尾酒",需要再调配混合油相和混合水相,可以通过估算密度,粗步判断混合液的比例,再通过实验确定。

2. 浓硫酸的密度为什么比浓盐酸大? 氨水为什么浓度越大密度越小?

答:在 H_2SO_4 和 HCl 的分子中,H_2SO_4 的相对分子质量是 98,HCl 的相对分子质量是 35.5,H_2SO_4 的相对分子质量远大于 HCl 的相对分子质量,同时浓硫酸的浓度也远大于浓盐酸的浓度,浓度越大,水的含量越少,由于水的密度较小,因此,浓硫酸密度大于浓盐酸密度。

氨分子是三角锥形,水分子是 V 形,三角锥形所占据的空间大,而氨分子的相对分子质量是 17,又比水的相对分子质量 18 小,因此,氨水的浓度越大,密度越小。

附　录

一、常用化合物的相对分子质量

附表1　常用化合物的相对分子质量

化合物	相对分子质量	化合物	相对分子质量	化合物	相对分子质量
Ag_3AsO_4	462.52	$AlCl_3 \cdot 6H_2O$	241.43	As_2S_3	246.02
$AgBr$	187.77	$Al(NO_3)_3$	213.00	$BaCO_3$	197.34
$AgCl$	143.32	$Al(NO_3)_3 \cdot 9H_2O$	375.13	BaC_2O_4	225.35
$AgCN$	133.89	Al_2O_3	101.96	$BaCl_2$	208.24
$AgSCN$	165.95	$Al(OH)_3$	78.00	$BaCl_2 \cdot 2H_2O$	244.27
Ag_2CrO_4	331.73	$Al_2(SO_4)_3$	342.14	$BaCrO_4$	253.32
AgI	234.77	$Al_2(SO_4)_3 \cdot 18H_2O$	666.41	BaO	153.33
$AgNO_3$	169.87	As_2O_3	197.84	$H_2C_2O_4 \cdot 2H_2O$	126.07
$BaSO_4$	233.39	$CuSCN$	121.62	HCl	36.461
$BiCl_3$	315.34	CuI	190.45	HF	20.006
$BiOCl$	260.43	$Cu(NO_3)_2$	187.56	HI	127.91
CaO	56.08	$Cu(NO_3) \cdot 3H_2O$	241.60	HIO_3	175.91
$CaCO_3$	100.09	CuO	79.545	HNO_3	63.013
CaC_2O_4	128.10	Cu_2O	143.09	HNO_2	47.013
$CaCl_2$	110.99	CuS	95.61	H_2O	18.015
$CaCl_2 \cdot 6H_2O$	219.08	$CuSO_4$	159.60	H_2O_2	34.015
$Ca(NO_3)_2 \cdot 4H_2O$	236.15	$CuSO_4 \cdot 5H_2O$	249.68	H_3PO_4	97.995
$Ca(OH)_2$	74.09	$FeCl_2$	126.75	H_2S	34.08

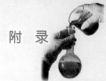

化合物	相对分子质量	化合物	相对分子质量	化合物	相对分子质量
$Ca_3(PO_4)_2$	310.18	$FeCl_2 \cdot 4H_2O$	198.81	H_2SO_3	82.07
$CaSO_4$	136.14	$FeCl_3$	162.21	H_2SO_4	98.07
$CdCO_3$	172.42	$FeCl_3 \cdot 6H_2O$	270.30	$Hg(CN)_2$	252.63
$CdCl_2$	183.82	$FeNH_4(SO_4)_2 \cdot 12H_2O$	482.18	$HgCl_2$	271.50
CdS	144.47	$Fe(NO_3)_3$	241.86	Hg_2Cl_2	472.09
$Ce(SO_4)_2$	332.24	$Fe(NO_3)_3 \cdot 9H_2O$	404.00	HgI_2	454.40
$Ce(SO_4)_2 \cdot 4H_2O$	404.30	FeO	71.846	$Hg_2(NO_3)_2$	525.19
CH_3COOH	60.052	Fe_2O_3	159.69	$Hg_2(NO_3)_2 \cdot 2H_2O$	561.22
CO_2	44.01	Fe_3O_4	231.54	$Hg(NO_3)_2$	324.60
$CoCl_2$	129.84	$Fe(OH)_3$	106.87	HgO	216.59
$CoCl_2 \cdot 6H_2O$	237.93	FeS	87.91	HgS	232.65
$Co(NO_3)_2$	182.94	Fe_2S_3	207.87	$HgSO_4$	296.65
$Co(NO_3)_2 \cdot 6H_2O$	291.03	$FeSO_4$	151.90	Hg_2SO_4	497.24
CoS	90.99	$FeSO_4 \cdot 7H_2O$	278.01	$KAl(SO_4)_2 \cdot 12H_2O$	474.38
$CoSO_4$	154.99	$Fe(NH_4)_2(SO_4)_2 \cdot 6H_2O$	392.125	KBr	119.00
$CoSO_4 \cdot 7H_2O$	281.10	H_3AsO_3	125.94	$KBrO_3$	167.00
$CO(NH_2)_2$	60.06	H_3AsO_4	141.94	KCl	74.551
$CrCl_3$	158.35	H_3BO_3	61.88	$KClO_3$	122.55
$CrCl_3 \cdot 6H_2O$	266.45	HBr	80.912	$KClO_4$	138.55
$Cr(NO_3)_3$	238.01	HCN	27.026	KCN	65.116
Cr_2O_3	151.99	$HCOOH$	46.026	$KSCN$	97.18
$CuCl$	98.999	H_2CO_3	62.025	K_2CO_3	138.21
$CuCl_2$	134.45	$H_2C_2O_4$	90.035	K_2CrO_4	194.19
$CuCl_2 \cdot 2H_2O$	170.48	MnS	87.00	$Na_2H_2Y \cdot 2H_2O$	372.24
$K_2Cr_2O_7$	294.18	$MnSO_4$	151.00	$NaNO_2$	68.995
$K_3Fe(CN)_6$	329.25	$MnSO_4 \cdot 4H_2O$	223.06	$NaNO_3$	84.995
$K_4Fe(CN)_6$	368.35	NO	30.006	Na_2O	61.979
$KFe(SO_4)_2 \cdot 12H_2O$	503.24	NO_2	46.066	Na_2O_2	77.978

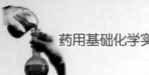

化合物	相对分子质量	化合物	相对分子质量	化合物	相对分子质量
$KHC_2O_4 \cdot H_2O$	146.14	NH_3	17.03	$NaOH$	39.997
$KHC_2O_4 \cdot H_2C_2O_4 \cdot 2H_2O$	254.19	CH_3COONH_4	77.083	Na_3PO_4	163.94
$KHC_4H_4O_6$	188.18	NH_4Cl	53.491	Na_2S	78.04
$KHC_8H_4O_4$	204.22	$(NH_4)_2CO_3$	96.086	$Na_2S \cdot 9H_2O$	240.18
$KHSO_4$	136.16	$(NH_4)_2C_2O_4$	124.10	Na_2SO_3	126.04
KI	166.00	$(NH_4)_2C_2O_4 \cdot H_2O$	142.11	Na_2SO_4	142.04
KIO_3	214.00	NH_4SCN	76.12	$Na_2S_2O_3$	158.10
$KIO_3 \cdot HIO_3$	389.91	NH_4HCO_3	79.055	$Na_2S_2O_3 \cdot 5H_2O$	248.17
$KMnO_4$	158.03	$(NH_4)_2MoO_4$	196.01	$NiCl_2 \cdot 6H_2O$	237.69
$KNaC_4H_4O_6 \cdot 4H_2O$	282.22	NH_4NO_3	80.043	NiO	74.69
KNO_3	101.10	$(NH_4)_2HPO_4$	132.06	$Ni(NO_3)_2 \cdot 6H_2O$	290.79
KNO_2	85.104	$(NH_4)_2S$	68.14	NiS	90.75
K_2O	94.196	$(NH_4)_2SO_4$	132.13	$NiSO_4 \cdot 7H_2O$	280.85
KOH	56.106	NH_4VO_3	116.98	KCN	65.116
K_2SO_4	174.25	Na_3AsO_3	191.89	P_2O_5	141.94
$MgCO_3$	84.314	$Na_2B_4O_7$	201.22	$PbCO_3$	267.20
$MgCl_2$	95.211	$Na_2B_4O_7 \cdot 10H_2O$	381.37	PbC_2O_4	295.22
$MgCl_2 \cdot 6H_2O$	203.30	$NaBiO_3$	279.97	$PbCl_2$	278.10
MgC_2O_4	112.33	$NaCN$	49.007	$PbCrO_4$	323.20
$Mg(NO_3)_2 \cdot 6H_2O$	256.41	$NaSCN$	81.07	$Pb(CH_3COO)_2$	325.30
$MgNH_4PO_4$	137.32	Na_2CO_3	105.99	$Pb(CH_3COO)_2 \cdot 3H_2O$	379.30
MgO	40.304	$Na_2CO_3 \cdot 10H_2O$	286.14	PbI_2	461.00
$Mg(OH)_2$	58.32	$Na_2C_2O_4$	134.00	$Pb(NO_3)_2$	331.20
$Mg_2P_2O_7$	222.55	CH_3COONa	82.034	PbO	223.20
$MgSO_4 \cdot 7H_2O$	246.47	$CH_3COONa \cdot 3H_2O$	136.08	PbO_2	239.20
$MnCO_3$	114.95	$NaCl$	58.443	$Pb_3(PO_4)_2$	811.54
$MnCl_2 \cdot 4H_2O$	197.91	$NaClO$	74.442	PbS	239.30

化合物	相对分子质量	化合物	相对分子质量	化合物	相对分子质量
$Mn(NO_3)_2 \cdot 6H_2O$	287.04	$NaHCO_3$	84.007	$PbSO_4$	303.30
MnO	70.937	$Na_2HPO_4 \cdot 12H_2O$	358.14	SO_3	80.06
MnO_2	86.937	$SnCl_4 \cdot 5H_2O$	350.58	SO_2	64.06
$SbCl_3$	228.11	SnO_2	150.69	$UO_2(CH_3COO)_2 \cdot 2H_2O$	424.15
$SbCl_5$	299.02	SnS_2	182.84	ZnC_2O_4	153.40
Sb_2O_3	291.50	$SrCO_3$	147.63	$ZnCl_2$	136.29
Sb_2S_3	339.68	SrC_2O_4	175.64	$Zn(CH_3COO)_2$	183.47
SiF_4	104.08	$SrCrO_4$	203.61	$Zn(CH_3COO)_2 \cdot 2H_2O$	219.50
SiO_2	60.084	$Sr(NO_3)_2$	211.63	$Zn(NO_3)_2$	189.39
$SnCl_2$	189.60	$Sr(NO_3)_2 \cdot 4H_2O$	283.69	$Zn(NO_3)_2 \cdot 6H_2O$	297.48
$SnCl_2 \cdot 2H_2O$	225.63	$SrSO_4$	183.69	ZnO	81.38
$SnCl_4$	260.50	$ZnSO_4 \cdot 7H_2O$	287.54	ZnS	97.44
$ZnCO_3$	125.39				

二、常用酸碱试剂的浓度及密度

符号说明

A——质量百分数,%;

ρD_{20}^{20}——20 ℃时溶液的密度,g/cm³(相对于 20 ℃的水);

ρD_4^{20}——20 ℃时溶液的密度,g/cm³(相对于 4 ℃的水);

c——物质的量浓度,mol/L;

T——每升溶液中所含溶质的质量,g/L。

（一）盐酸

盐酸的浓度及密度见附表2。

附表 2　盐酸的浓度及密度

$A(\%)$	ρD_4^{20} (g/cm³)	ρD_{20}^{20} (g/cm³)	T(g/L)	c(mol/L)
0.50	1.000 7	1.002 5	5.0	0.137
1.00	1.003 1	1.004 9	10.0	0.275
1.50	1.005 6	1.007 4	15.1	0.414
2.00	1.008 1	1.009 8	20.2	0.553
2.50	1.010 5	1.012 3	25.3	0.69 3
3.00	1.013 0	1.014 8	30.4	0.833
3.50	1.015 4	1.017 2	35.5	0.975
4.00	1.017 9	1.019 7	40.7	1.116
4.50	1.020 4	1.022 2	45.9	1.259
5.00	1.022 8	1.024 6	51.1	1.402
5.50	1.025 3	1.027 1	56.4	1.546
6.00	1.027 8	1.029 6	61.7	1.691
6.50	1.030 2	1.032 1	67.0	1.836
7.00	1.032 7	1.034 5	72.3	1.982
7.50	1.035 2	1.037 0	77.6	2.129
8.00	1.037 7	1.039 5	83.0	2.276
8.50	1.040 1	1.042 0	88.4	2.424
9.00	1.042 6	1.044 5	93.8	2.573
9.50	1.045 1	1.046 9	99.3	2.722
10.00	1.047 6	1.049 4	104.8	2.872

$A(\%)$	$\rho D_4^{20}(\mathrm{g/cm^3})$	$\rho D_{20}^{20}(\mathrm{g/cm^3})$	$T(\mathrm{g/L})$	$c(\mathrm{mol/L})$
11.00	1.052 6	1.054 4	115.8	3.175
12.00	1.057 6	1.059 4	126.9	3.480
13.00	1.062 6	1.064 5	138.1	3.788
14.00	1.067 6	1.069 5	149.5	4.098
15.00	1.072 6	1.074 5	160.9	4.412
16.00	1.077 7	1.079 6	172.4	4.728
17.00	1.082 8	1.084 7	184.1	5.047
18.00	1.087 8	1.089 8	195.8	5.369
19.00	1.092 9	1.094 9	207.7	5.694
20.00	1.098 0	1.100 0	219.6	6.022
22.00	1.108 3	1.110 2	243.8	6.686
24.00	1.118 5	1.120 5	268.4	7.361
26.00	1.128 8	1.130 8	293.5	8.047
28.00	1.139 1	1.141 1	318.9	8.745
30.00	1.149 2	1.151 3	344.8	9.454
32.00	1.159 4	1.161 4	371.0	10.173
34.00	1.169 3	1.171 4	397.6	10.901
36.00	1.179 1	1.181 2	424.5	11.639
38.00	1.188 6	1.190 7	451.7	12.385
40.00	1.197 7	1.199 9	479.1	13.137

（二）硫酸

硫酸的浓度及密度见附表 3。

附表 3　硫酸的浓度及密度

$A(\%)$	$\rho D_4^{20}(\mathrm{g/cm^3})$	$\rho D_{20}^{20}(\mathrm{g/cm^3})$	$T(\mathrm{g/L})$	$c(\mathrm{mol/L})$
0.50	1.001 6	1.003 4	5.0	0.051
1.00	1.004 9	1.006 7	10.0	0.102
1.50	1.008 3	1.010 1	15.1	0.154
2.00	1.011 6	1.013 4	20.2	0.206
2.50	1.015 0	1.016 8	25.4	0.259
3.00	1.018 3	1.020 1	30.6	0.311

$A(\%)$	$\rho D_4^{20}(\text{g/cm}^3)$	$\rho D_{20}^{20}(\text{g/cm}^3)$	$T(\text{g/L})$	$c(\text{mol/L})$
3.50	1.021 7	1.023 5	35.8	0.365
4.00	1.025 0	1.026 9	41.0	0.418
4.50	1.028 4	1.030 2	46.3	0.472
5.00	1.031 8	1.033 6	51.6	0.526
5.50	1.035 2	1.037 0	56.9	0.580
6.00	1.038 5	1.040 4	62.3	0.635
6.50	1.041 9	1.043 8	67.7	0.691
7.00	1.045 3	1.047 2	73.2	0.746
7.50	1.048 8	1.050 6	78.7	0.802
8.00	1.052 2	1.054 1	84.2	0.858
8.50	1.055 6	1.057 5	89.7	0.915
9.00	1.059 1	1.061 0	95.3	0.972
9.50	1.062 6	1.064 5	100.9	1.029
10.00	1.066 1	1.068 0	106.6	1.087
11.00	1.073 1	1.075 0	118.0	1.204
12.00	1.080 2	1.082 1	129.6	1.322
13.00	1.087 4	1.089 3	141.4	1.441
14.00	1.094 7	1.096 6	153.3	1.563
15.00	1.102 0	1.103 9	165.3	1.685
16.00	1.109 4	1.111 4	177.5	1.810
17.00	1.116 9	1.118 9	189.9	1.936
18.00	1.124 5	1.126 5	202.4	2.064
19.00	1.132 1	1.134 1	215.1	2.193
20.00	1.139 8	1.141 8	228.0	2.324
22.00	1.155 4	1.157 5	254.2	2.592
24.00	1.171 4	1.173 5	281.1	2.866
26.00	1.187 2	1.189 3	308.7	3.147
28.00	1.203 1	1.205 2	336.9	3.435
30.00	1.219 1	1.221 3	365.7	3.729
32.00	1.235 3	1.237 5	395.3	4.030

$A(\%)$	$\rho D_4^{20}(\text{g/cm}^3)$	$\rho D_{20}^{20}(\text{g/cm}^3)$	$T(\text{g/L})$	$c(\text{mol/L})$
34.00	1.251 8	1.254 0	425.6	4.339
36.00	1.268 5	1.270 7	456.7	4.656
38.00	1.285 5	1.287 8	488.5	4.981
40.00	1.302 8	1.305 1	521.1	5.313
42.00	1.320 5	1.322 9	554.6	5.655
44.00	1.338 6	1.341 0	589.0	6.005
46.00	1.357 0	1.359 4	624.2	6.365
48.00	1.375 9	1.378 3	660.4	6.734
50.00	1.395 2	1.397 7	697.6	7.113
52.00	1.414 9	1.417 4	735.8	7.502
54.00	1.435 1	1.437 7	775.0	7.901
56.00	1.455 8	1.458 4	815.3	8.312
58.00	1.477 0	1.479 6	856.7	8.734
60.00	1.498 7	1.501 3	899.2	9.168
62.00	1.520 0	1.522 7	942.4	9.608
64.00	1.542 1	1.544 8	986.9	10.062
66.00	1.564 6	1.567 4	1 032.6	10.528
68.00	1.587 4	1.590 2	1 079.4	11.005
70.00	1.610 5	1.613 4	1 127.4	11.495
72.00	1.633 8	1.636 7	1 176.3	11.993
74.00	1.657 4	1.660 3	1 226.5	12.505
76.00	1.681 0	1.684 0	1 277.6	13.026
78.00	1.704 3	1.707 3	1 329.4	13.554
80.00	1.727 2	1.730 3	1 381.8	14.088
82.00	1.749 1	1.752 2	1 434.3	14.624
84.00	1.769 3	1.772 4	1 486.2	15.153
86.00	1.787 2	1.790 4	1 537.0	15.671
88.00	1.802 2	1.805 4	1 585.9	16.169
90.00	1.814 4	1.817 6	1 633.0	16.650
92.00	1.824 0	1.827 2	1 678.1	17.110

续附表 3

A(%)	ρD_4^{20}(g/cm³)	ρD_{20}^{20}(g/cm³)	T(g/L)	c(mol/L)
94.00	1.831 2	1.834 4	1 721.3	17.550
96.00	1.835 5	1.838 8	1 762.1	17.966
98.00	1.836 1	1.839 4	1 799.4	18.346
100.00	1.830 5	1.833 7	1 830.5	18.663

（三）乙酸

乙酸的浓度及密度见附表 4。

附表 4　乙酸的浓度及密度

A(%)	ρD_4^{20}(g/cm³)	ρD_{20}^{20}(g/cm³)	T(g/L)	c(mol/L)
0.00	0.998 2	1.000 0	0.0	0.000
0.50	0.998 9	1.000 7	5.0	0.083
1.00	0.999 6	1.001 4	10.0	0.166
1.50	1.000 3	1.002 1	15.0	0.250
2.00	1.001 1	1.002 8	20.0	0.333
2.50	1.001 8	1.003 5	25.0	0.417
3.00	1.002 5	1.004 2	30.1	0.501
3.50	1.003 1	1.004 9	35.1	0.585
4.00	1.003 8	1.005 6	40.2	0.669
4.50	1.004 5	1.006 3	45.2	0.753
5.00	1.005 2	1.007 0	50.3	0.837
5.50	1.005 9	1.007 7	55.3	0.921
6.00	1.006 6	1.008 4	60.4	1.006
6.50	1.007 3	1.009 1	65.5	1.090
7.00	1.008 0	1.009 8	70.6	1.175
7.50	1.008 7	1.010 5	75.7	1.260
8.00	1.009 3	1.011 1	80.7	1.345
8.50	1.010 0	1.011 8	85.9	1.430
9.00	1.010 7	1.012 5	91.0	1.515
9.50	1.011 4	1.013 2	96.1	1.600
10.00	1.012 1	1.013 8	101.2	1.685
11.00	1.013 4	1.015 2	111.5	1.856

$A(\%)$	$\rho D_4^{20}(\text{g/cm}^3)$	$\rho D_{20}^{20}(\text{g/cm}^3)$	$T(\text{g/L})$	$c(\text{mol/L})$
12.00	1.014 7	1.016 5	121.8	2.028
13.00	1.016 1	1.017 8	132.1	2.200
14.00	1.017 4	1.019 2	142.4	2.372
15.00	1.018 7	1.020 5	152.8	2.545
16.00	1.020 0	1.021 8	163.2	2.718
17.00	1.021 3	1.023 1	173.6	2.891
18.00	1.022 5	1.024 3	184.1	3.065
19.00	1.023 8	1.025 6	194.5	3.239
20.00	1.025 0	1.026 9	205.0	3.414
22.00	1.027 5	1.029 3	226.1	3.764
24.00	1.029 9	1.031 8	247.2	4.116
26.00	1.032 3	1.034 1	268.4	4.470
28.00	1.034 6	1.036 5	289.7	4.824
30.00	1.036 9	1.038 8	311.1	5.180
32.00	1.039 1	1.041 0	332.5	5.537
34.00	1.041 3	1.043 1	354.0	5.896
36.00	1.043 4	1.045 2	375.6	6.255
38.00	1.045 4	1.047 3	397.3	6.615
40.00	1.047 4	1.049 2	419.0	6.977
42.00	1.049 3	1.051 1	440.7	7.339
44.00	1.051 0	1.052 9	462.5	7.701
46.00	1.052 8	1.054 7	484.3	8.065
48.00	1.054 5	1.056 4	506.2	8.429
50.00	1.056 2	1.058 1	528.1	8.794
52.00	1.057 7	1.059 6	550.0	9.159
54.00	1.059 2	1.061 1	572.0	9.525
56.00	1.060 5	1.062 4	593.9	9.890
58.00	1.061 8	1.063 6	615.8	10.255
60.00	1.062 9	1.064 8	637.7	10.620
62.00	1.064 0	1.065 9	659.7	10.985

$A(\%)$	$\rho D_4^{20}(\text{g/cm}^3)$	$\rho D_{20}^{20}(\text{g/cm}^3)$	$T(\text{g/L})$	$c(\text{mol/L})$
64.00	1.065 0	1.066 8	681.6	11.350
66.00	1.065 9	1.067 8	703.5	11.715
68.00	1.066 8	1.068 7	725.4	12.080
70.00	1.067 3	1.069 2	747.1	12.441
72.00	1.067 6	1.069 5	768.7	12.800
74.00	1.067 8	1.069 7	790.2	13.158
76.00	1.068 0	1.069 9	811.7	13.516
78.00	1.068 1	1.070 0	833.1	13.956
80.00	1.068 0	1.069 9	854.4	14.227
82.00	1.067 7	1.069 6	875.5	14.579
84.00	1.067 3	1.069 2	896.5	14.928
86.00	1.066 6	1.068 5	917.3	15.275
88.00	1.065 8	1.067 7	937.9	15.618
90.00	1.064 4	1.066 3	958.0	15.953
92.00	1.062 9	1.064 8	977.9	16.284
94.00	1.060 6	1.062 5	997.0	16.602
96.00	1.057 8	1.059 7	1 015.5	16.912
98.00	1.053 8	1.055 7	1 032.7	17.196
100.00	1.047 7	1.049 6	1 047.7	17.446

（四）磷酸

磷酸的浓度及密度见附表5。

附表5 磷酸的浓度及密度

$A(\%)$	$\rho D_4^{20}(\text{g/cm}^3)$	$\rho D_{20}^{20}(\text{g/cm}^3)$	$T(\text{g/L})$	$c(\text{mol/L})$
0.50	1.001 0	1.002 8	5.0	0.051
1.00	1.003 8	1.005 6	10.0	0.102
1.50	1.006 5	1.008 3	15.1	0.154
2.00	1.009 2	1.011 0	20.2	0.206
2.50	1.011 9	1.013 7	25.3	0.258
3.00	1.014 6	1.016 4	30.4	0.311
3.50	1.017 3	1.019 1	35.6	0.363

$A(\%)$	ρD_4^{20} (g/cm³)	ρD_{20}^{20} (g/cm³)	T(g/L)	c(mol/L)
4.00	1.020 0	1.021 8	40.8	0.416
4.50	1.022 7	1.024 5	46.0	0.470
5.00	1.025 4	1.027 2	51.3	0.523
5.50	1.028 1	1.029 9	56.5	0.577
6.00	1.030 9	1.032 7	61.9	0.631
6.50	1.033 6	1.035 4	67.2	0.686
7.00	1.036 3	1.038 1	72.5	0.740
7.50	1.039 1	1.040 9	77.9	0.795
8.00	1.041 8	1.043 7	83.3	0.850
8.50	1.044 6	1.046 5	88.8	0.906
9.00	1.047 4	1.049 3	94.3	0.962
9.50	1.050 3	1.052 1	99.8	1.018
10.00	1.053 1	1.055 0	105.3	1.075
11.00	1.058 9	1.060 7	116.5	1.189
12.00	1.064 7	1.066 5	127.8	1.304
13.00	1.070 5	1.072 4	139.2	1.420
14.00	1.076 5	1.078 4	150.7	1.538
15.00	1.082 5	1.084 4	162.4	1.657
16.00	1.088 5	1.090 5	174.2	1.777
17.00	1.094 7	1.096 6	186.1	1.899
18.00	1.100 9	1.102 8	198.2	2.022
19.00	1.107 1	1.109 1	210.4	2.146
20.00	1.113 5	1.115 4	222.7	2.272
22.00	1.126 3	1.128 3	247.8	2.528
24.00	1.139 5	1.141 5	273.5	2.790
26.00	1.152 8	1.154 9	299.7	3.059
28.00	1.166 5	1.168 5	326.6	3.333
30.00	1.180 4	1.182 5	354.1	3.613
32.00	1.194 5	1.196 6	382.2	3.900
34.00	1.208 9	1.211 1	411.0	4.194

续附表 5

$A(\%)$	$\rho D_4^{20}(\mathrm{g/cm^3})$	$\rho D_{20}^{20}(\mathrm{g/cm^3})$	$T(\mathrm{g/L})$	$c(\mathrm{mol/L})$
36.00	1.223 6	1.225 7	440.5	4.495
38.00	1.238 5	1.240 7	470.6	4.802
40.00	1.253 6	1.255 8	501.4	5.117

（五）乙醇

乙醇的浓度及密度见附表 6。

附表 6　乙醇的浓度及密度

$A(\%)$	$\rho D_4^{20}(\mathrm{g/cm^3})$	$\rho D_{20}^{20}(\mathrm{g/cm^3})$	$T(\mathrm{g/L})$	$c(\mathrm{mol/L})$
0.50	0.997 3	0.999 1	5.0	0.108
1.00	0.996 3	0.998 1	10.0	0.216
1.50	0.995 4	0.997 2	14.9	0.324
2.00	0.994 5	0.996 2	19.9	0.432
2.50	0.993 6	0.995 3	24.8	0.539
3.00	0.992 7	0.994 5	29.8	0.646
3.50	0.991 8	0.993 6	34.7	0.754
4.00	0.991 0	0.992 7	39.6	0.860
4.50	0.990 2	0.991 9	44.6	0.967
5.00	0.989 3	0.991 1	49.5	1.074
5.50	0.988 5	0.990 3	54.4	1.180
6.00	0.987 8	0.989 5	59.3	1.286
6.50	0.987 0	0.988 7	64.2	1.393
7.00	0.986 2	0.988 0	69.0	1.498
7.50	0.985 5	0.987 2	73.9	1.604
8.00	0.984 7	0.986 5	78.8	1.710
8.50	0.984 0	0.985 7	83.6	1.816
9.00	0.983 3	0.985 0	88.5	1.921
9.50	0.982 6	0.984 3	93.3	2.026
10.00	0.981 9	0.983 6	98.2	2.131
11.00	0.980 5	0.982 2	107.9	2.341
12.00	0.979 2	0.980 9	117.5	2.550
13.00	0.977 8	0.979 6	127.1	2.759

$A(\%)$	ρD_4^{20} (g/cm³)	ρD_{20}^{20} (g/cm³)	T(g/L)	c(mol/L)
14.00	0.976 5	0.978 2	136.7	2.967
15.00	0.975 2	0.976 9	146.3	3.175
16.00	0.973 9	0.975 6	155.8	3.382
17.00	0.972 6	0.974 3	165.3	3.589
18.00	0.971 3	0.973 0	174.8	3.795
19.00	0.970 0	0.971 7	184.3	4.000
20.00	0.968 7	0.970 4	193.7	4.205
22.00	0.966 0	0.967 7	212.5	4.613
24.00	0.963 2	0.964 9	231.2	5.018
26.00	0.960 2	0.961 9	249.7	5.419
28.00	0.957 1	0.958 8	268.0	5.817
30.00	0.953 9	0.955 6	286.2	6.211
32.00	0.950 4	0.952 1	304.1	6.601
34.00	0.946 8	0.948 5	321.9	6.988
36.00	0.943 1	0.944 7	339.5	7.369
38.00	0.939 2	0.940 8	356.9	7.747
40.00	0.935 2	0.936 9	374.1	8.120
42.00	0.931 1	0.932 8	391.1	8.488
44.00	0.926 9	0.928 6	407.8	8.853
46.00	0.922 7	0.924 3	424.4	9.213
48.00	0.918 3	0.919 9	440.8	9.568
50.00	0.913 9	0.915 5	457.0	9.919
52.00	0.909 5	0.911 1	472.9	10.265
54.00	0.904 9	0.906 5	488.7	10.607
56.00	0.900 4	0.902 0	504.2	10.944
58.00	0.895 8	0.897 4	519.5	11.277
60.00	0.891 1	0.892 7	534.7	11.606
62.00	0.886 5	0.888 0	549.6	11.930
64.00	0.881 8	0.883 3	564.3	12.250
66.00	0.877 1	0.878 6	578.9	12.565

A(%)	ρD_4^{20} (g/cm³)	ρD_{20}^{20} (g/cm³)	T(g/L)	c(mol/L)
68.00	0.872 4	0.873 9	593.2	12.876
70.00	0.867 6	0.869 2	607.3	13.183
72.00	0.862 9	0.864 4	621.3	13.486
74.00	0.858 1	0.859 6	635.0	13.784
76.00	0.853 3	0.854 9	648.5	14.077
78.00	0.848 5	0.850 0	661.8	14.366
80.00	0.843 6	0.845 1	674.9	14.650
82.00	0.838 7	0.840 1	687.7	14.927
84.00	0.833 5	0.835 0	700.2	15.198
86.00	0.828 4	0.829 9	712.4	15.464
88.00	0.823 2	0.824 7	724.4	15.725
90.00	0.818 0	0.819 4	736.2	15.979
92.00	0.812 5	0.814 0	747.5	16.226
94.00	0.807 0	0.808 4	758.6	16.466
96.00	0.801 3	0.802 7	769.2	16.697
98.00	0.795 4	0.796 8	779.5	16.920
100.00	0.789 3	0.790 7	789.3	17.133

（六）氢氧化钠

氢氧化钠的浓度及密度见附表 7。

附表 7 氢氧化钠的浓度及密度

A(%)	ρD_4^{20} (g/cm³)	ρD_{20}^{20} (g/cm³)	T(g/L)	c(mol/L)
0.50	1.003 9	1.005 7	5.0	0.125
1.00	1.009 5	1.011 3	10.1	0.252
1.50	1.015 1	1.016 9	15.2	0.381
2.00	1.020 7	1.022 5	20.4	0.510
2.50	1.026 2	1.028 1	25.7	0.641
3.00	1.031 8	1.033 6	31.0	0.774
3.50	1.037 3	1.039 1	36.3	0.907
4.00	1.042 8	1.044 6	41.7	1.043
4.50	1.048 3	1.050 2	47.2	1.179
5.00	1.053 8	1.055 7	52.7	1.317

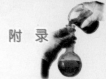

$A(\%)$	$\rho D_4^{20}(\mathrm{g/cm^3})$	$\rho D_{20}^{20}(\mathrm{g/cm^3})$	$T(\mathrm{g/L})$	$c(\mathrm{mol/L})$
5.50	1.059 3	1.061 2	58.3	1.456
6.00	1.064 8	1.066 7	63.9	1.597
6.50	1.070 3	1.072 2	69.6	1.739
7.00	1.075 8	1.077 7	75.3	1.882
7.50	1.081 3	1.083 3	81.1	2.027
8.00	1.086 9	1.088 8	86.9	2.173
8.50	1.092 4	1.094 3	92.9	2.321
9.00	1.097 9	1.099 8	98.8	2.470
9.50	1.103 4	1.105 4	104.8	2.620
10.00	1.108 9	1.110 9	110.9	2.772
11.00	1.119 9	1.121 9	123.2	3.079
12.00	1.130 9	1.132 9	135.7	3.392
13.00	1.141 9	1.144 0	148.5	3.710
14.00	1.153 0	1.155 0	161.4	4.034
15.00	1.164 0	1.166 1	174.6	4.364
16.00	1.175 1	1.177 1	188.0	4.699
17.00	1.186 1	1.188 2	201.6	5.040
18.00	1.197 1	1.199 3	215.5	5.386
19.00	1.208 2	1.210 3	229.6	5.737
20.00	1.219 2	1.221 4	243.8	6.094
22.00	1.241 2	1.243 4	273.1	6.825
24.00	1.263 1	1.265 3	303.1	7.576
26.00	1.284 8	1.287 1	334.0	8.349
28.00	1.306 4	1.308 7	365.8	9.142
30.00	1.327 7	1.330 1	398.3	9.956
32.00	1.348 8	1.351 2	431.6	10.788
34.00	1.369 7	1.372 1	465.7	11.639
36.00	1.390 1	1.392 6	500.5	12.508
38.00	1.410 2	1.412 7	535.9	13.394
40.00	1.429 9	1.432 4	571.9	14.295

（七）氢氧化钾

氢氧化钾的浓度及密度见附表8。

附表8　氢氧化钾的浓度及密度

$A(\%)$	$\rho D_4^{20}\,(g/cm^3)$	$\rho D_{20}^{20}\,(g/cm^3)$	$T(g/L)$	$c(mol/L)$
0.50	1.002 5	1.004 3	5.0	0.089
1.00	1.006 8	1.008 6	10.1	0.179
1.50	1.011 1	1.012 9	15.2	0.270
2.00	1.015 5	1.017 2	20.3	0.362
2.50	1.019 8	1.021 6	25.5	0.454
3.00	1.024 2	1.026 0	30.7	0.548
3.50	1.028 6	1.030 4	36.0	0.642
4.00	1.033 0	1.034 8	41.3	0.736
4.50	1.037 4	1.039 3	46.7	0.832
5.00	1.041 9	1.043 7	52.1	0.928
5.50	1.046 4	1.048 2	57.6	1.026
6.00	1.050 9	1.052 7	63.1	1.124
6.50	1.055 4	1.057 2	68.6	1.223
7.00	1.059 9	1.061 8	74.2	1.322
7.50	1.064 4	1.066 3	79.8	1.423
8.00	1.069 0	1.070 9	85.5	1.524
8.50	1.073 6	1.075 5	91.3	1.626
9.00	1.078 1	1.080 1	97.0	1.729
9.50	1.082 7	1.084 7	102.9	1.833
10.00	1.087 3	1.089 3	108.7	1.938
11.00	1.096 6	1.098 5	120.6	2.150
12.00	1.105 9	1.107 9	132.7	2.365
13.00	1.115 3	1.117 2	145.0	2.584
14.00	1.124 6	1.126 6	157.5	2.806
15.00	1.134 1	1.136 1	170.1	3.032
16.00	1.143 5	1.145 6	183.0	3.261
17.00	1.153 1	1.155 1	196.0	3.493
18.00	1.162 6	1.164 7	209.3	3.730

$A(\%)$	ρD_4^{20} (g/cm³)	ρD_{20}^{20} (g/cm³)	T(g/L)	c(mol/L)
19.00	1.172 2	1.174 3	222.7	3.969
20.00	1.181 8	1.183 9	236.4	4.212
22.00	1.201 4	1.203 5	264.3	4.710
24.00	1.221 0	1.223 1	293.0	5.223
26.00	1.240 8	1.243 0	322.6	5.750
28.00	1.260 9	1.263 2	353.1	6.292
30.00	1.281 3	1.283 6	384.4	6.851
32.00	1.302 0	1.304 3	416.6	7.425
34.00	1.323 0	1.325 4	449.8	8.017
36.00	1.344 4	1.346 8	484.0	8.626
38.00	1.366 1	1.368 5	519.1	9.252
40.00	1.388 1	1.390 6	555.2	9.896
42.00	1.410 4	1.412 9	592.4	10.558
44.00	1.433 1	1.435 6	630.6	11.238
46.00	1.456 0	1.458 6	669.8	11.936
48.00	1.479 1	1.481 7	710.0	12.653
50.00	1.502 4	1.505 0	751.2	13.388

（八）氨

氨的浓度及密度见附表 9。

附表 9　氨的浓度及密度

NH_3 (%)	$NH_3 \cdot H_2O$ (%)	ρD_4^{20} (g/cm³)	ρD_{20}^{20} (g/cm³)	T_{NH_4} (mol/L)	c (mol/L)
0.50	1.03	0.996 0	0.997 8	5.0	0.292
1.00	2.06	0.993 8	0.995 6	9.9	0.584
1.50	3.09	0.991 7	0.993 4	14.9	0.873
2.00	4.12	0.989 5	0.991 3	19.8	1.162
2.50	5.15	0.987 4	0.989 1	24.7	1.449
3.00	6.17	0.985 3	0.987 0	29.6	1.736
3.50	7.20	0.983 2	0.984 9	34.4	2.021
4.00	8.23	0.981 1	0.982 8	39.2	2.304

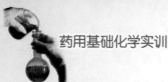
NH$_3$ (%)	NH$_3\cdot$H$_2$O (%)	ρD_4^{20} (g/cm^3)	ρD_{20}^{20} (g/cm^3)	T_{NH_4} (mol/L)	c (mol/L)
4.50	9.26	0.979 0	0.980 8	44.1	2.587
5.00	10.29	0.977 0	0.978 7	48.8	2.868
5.50	11.32	0.975 0	0.976 7	53.6	3.149
6.00	12.35	0.973 0	0.974 7	58.4	3.428
6.50	13.38	0.971 0	0.972 7	63.1	3.706
7.00	14.41	0.969 0	0.970 7	67.8	3.983
7.50	15.44	0.967 1	0.968 8	72.5	4.259
8.00	16.47	0.965 1	0.966 8	77.2	4.534
8.50	17.49	0.963 2	0.964 9	81.9	4.807
9.00	18.52	0.961 3	0.963 0	86.5	5.080
9.50	19.55	0.959 4	0.961 1	91.1	5.352
10.00	20.58	0.957 5	0.959 2	95.8	5.623
11.00	22.64	0.953 8	0.955 5	104.9	6.161
12.00	24.70	0.950 2	0.951 9	114.0	6.695
13.00	26.76	0.946 6	0.948 3	123.1	7.226
14.00	28.81	0.943 1	0.944 7	132.0	7.753
15.00	30.87	0.939 6	0.941 2	140.9	8.276
16.00	32.93	0.936 1	0.937 8	149.8	8.795
17.00	34.99	0.932 7	0.934 4	158.6	9.311
18.00	37.05	0.929 4	0.931 0	167.3	9.823
19.00	39.10	0.926 1	0.927 7	176.0	10.332
20.00	41.16	0.922 8	0.924 5	184.6	10.838
22.00	45.28	0.916 4	0.918 1	201.6	11.839
24.00	49.40	0.910 2	0.911 8	218.4	12.827
26.00	53.51	0.904 0	0.905 6	235.0	13.802
28.00	57.63	0.898 0	0.899 6	251.4	14.764
30.00	61.74	0.892 0	0.893 6	267.6	15.713

三、常用的指示剂及其配制

（一）酸碱滴定常用指示剂及其配制
见附表10。

附表10　酸碱滴定常用指示剂及其配制

指示剂名称	变色 pH 范围	颜色变化	溶液配制方法
甲基紫 （第一变色范围）	0.13～0.5	黄→绿	0.1％或 0.05％水溶液
甲基紫 （第二变色范围）	1.0～1.5	绿→蓝	0.1％水溶液
甲基紫 （第三变色范围）	2.0～3.0	蓝→紫	0.1％水溶液
百里酚蓝 （麝香草酚蓝） （第一变色范围）	1.2～2.8	红→黄	0.1 g 指示剂溶于 100 ml 20％乙醇中
百里酚蓝 （麝香草酚蓝） （第二变色范围）	8.0～9.0	黄→蓝	0.1 g 指示剂溶于 100 ml 20％乙醇中
甲基红	4.4～6.2	红→黄	0.1 g 或 0.2 g 指示剂溶于 100 ml 60％乙醇中
甲基橙	3.1～4.4	红→橙黄	0.1％水溶液
溴甲酚绿	3.8～5.4	黄→蓝	0.1 g 指示剂溶于 100 ml 20％乙醇中
溴百里酚蓝	6.0～7.6	黄→蓝	0.05 g 指示剂溶于 100 ml 20％乙醇中
酚酞	8.2～10.0	无色→紫红	0.1 g 指示剂溶于 100 ml 60％乙醇中
苦味酸	0～1.3	无色→黄色	0.1％水溶液
溴酚蓝	3.0～4.6	黄→蓝	0.1 g 指示剂溶于 100 ml 20％乙醇中
二甲基黄	2.9～4.0	红→黄	0.1 g 或 0.01 g 指示剂溶于 100 ml 90％乙醇中
刚果红	3.0～5.2	蓝紫→红	0.1％水溶液
中性红	6.8～8.0	红→亮黄	0.1 g 指示剂溶于 100 ml 60％乙醇中
酚红	6.8～8.0	黄→红	0.1 g 指示剂溶于 100 ml 20％乙醇中
甲酚红	7.2～8.8	亮黄→紫红	0.1 g 指示剂溶于 100 ml 50％乙醇中
百里酚酞	9.4～10.6	无色→蓝	0.1 g 指示剂溶于 100 ml 90％乙醇中

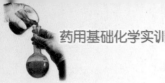

续附表 10

指示剂名称	变色 pH 范围	颜色变化	溶液配制方法
甲基红-溴甲酚绿	5.1	酒红→绿	3 份 0.1％溴甲酚绿乙醇溶液 2 份 0.2％甲基红乙醇溶液
中性红-次甲基蓝	7.0	紫蓝→绿	0.1％中性红、次甲基蓝乙醇溶液各 1 份
甲酚红-百里酚蓝	8.3	黄→紫	1 份 0.1％甲酚红水溶液 3 份 0.1％百里酚蓝水溶液

（二）沉淀滴定常用指示剂及其配制

见附表 11。

附表 11　沉淀滴定常用指示剂及其配制

指示剂名称	被测离子和滴定条件	终点颜色变化	溶液配制方法
铬酸钾	Cl^-、Br^-　中性或弱碱性	黄色→砖红色	5％水溶液
铁铵矾 （硫酸铁铵）	Br^-、I^-、SCN^-　酸性	无色→红色	8％水溶液
荧光黄	Cl^-、I^-、SCN^-、Br^-　中性	黄绿→玫瑰红　黄绿→橙	0.1％乙醇溶液
曙红	Br^-、I^-、SCN^-　pH 1～2	橙→深红	0.1％乙醇溶液 （或 0.5％钠盐水溶液）
刚果红	Cl^-、Br^-、I^-	红→蓝	0.1％水溶液

（三）常用金属指示剂及其配制

见附表 12。

附表 12　常用金属指示剂及其配制

指示剂名称	适用 pH 范围	直接滴定的离子	终点颜色变化	配制方法
铬黑 T （EBT）	8～11	Mg^{2+}、Zn^{2+}、Cd^{2+}、 Pb^{2+} 等	酒红→蓝	0.1 g 铬黑 T 和 10 g 氯化 钠,研磨均匀
二甲酚橙 （XO）	<6.3	Bi^{3+}、Zn^{2+}、Cd^{2+}、 Pb^{2+}、Hg^{2+} 及稀土等	紫红→亮黄	0.2％水溶液
钙指示剂	12～12.5	Ca^{2+}	酒红→蓝	0.05 g 钙指示剂和 10 g 氯化钠,研磨均匀
吡啶偶氮萘酚 （PAN）	1.9～12.2	Bi^{3+}、Cu^{2+}、Ni^{2+}、 Th^{4+} 等	紫红→黄	0.1％乙醇溶液
磺基水杨酸	1.5～3	Fe^{3+}	紫红→无色	10％水溶液
K-B 指示剂	8～13	测定 Ca^{2+}、Mg^{2+} 总量, 也可以用于单独测定 Ca^{2+} 量	红→蓝	0.2 g 酸性铬蓝 K 和 0.4 g 萘酚绿 B 溶于 100 ml 水

（四）氧化还原指示剂

见附表13。

附表 13　氧化还原指示剂

指示剂名称	颜色变化		溶液配制方法
	氧化态	还原态	
1％二苯胺	紫	无色	1％的浓硫酸溶液
0.5％二苯胺磺酸钠	紫红	无色	将 0.5 g 二苯胺磺酸钠溶于 100 ml 水中,必要时过滤
0.5％邻菲罗啉-Fe(Ⅱ)	浅蓝	紫红	将 0.5 g $FeSO_4 \cdot 7H_2O$ 溶于 100 ml 水中,加两滴硫酸,加 0.5 g 邻菲罗啉
0.2％N-邻苯氨基苯甲酸	紫红	无色	将 0.2 g 邻苯氨基甲酸加热溶解在 100 ml 0.2％ Na_2CO_3 溶液中,必要时过滤
淀粉1％			将淀粉加少许水调成浆状,在搅拌下加入 100 ml 沸水中,微沸 2 分钟,放置,取上层溶液使用
中性红	红	无色	0.1％乙醇溶液
次甲基蓝	蓝	无色	0.1％水溶液

四、常用 pH 缓冲溶液的配制和 pH

(一) 常用 pH 缓冲溶液的配制和 pH
见附表 14。

附表 14　常用 pH 缓冲液的配制和 pH

溶液名称	配制方法	pH
氯化钾-盐酸	13.0 ml 0.2 mol/L HCl 与 25.0 ml 0.2 mol/L KCl 混合均匀后,加水稀释至 100 ml	1.7
氨基乙酸-盐酸	在 500 ml 水中溶解氨基乙酸 150 g,加 480 ml 浓盐酸,再加水稀释至 1 L	2.3
一氯乙酸-氢氧化钠	在 200 ml 水中溶解 2 g 一氯乙酸后,加 40 g NaOH,溶解完全后再加水稀释至 1 L	2.8
邻苯二甲酸氢钾-盐酸	把 25.0 ml 0.2 mol/L 的邻苯二甲酸氢钾溶液与 6.0 ml 0.1 mol/L HCl 混合均匀,加水稀释至 100 ml	3.6
邻苯二甲酸氢钾-氢氧化钠	把 25.0 ml 0.2 mol/L 的邻苯二甲酸氢钾溶液与 17.5 ml 0.1 mol/L NaOH 混合均匀,加水稀释至 100 ml	4.8
六亚甲基四胺-盐酸	在 200 ml 水中溶解六亚甲基四胺 40 g,加浓 HCl 10 ml,再加水稀释至 1 L	5.4
磷酸二氢钾-氢氧化钠	把 25.0 ml 0.2 mol/L 的磷酸二氢钾与 23.6 ml 0.1 mol/L NaOH 混合均匀,加水稀释至 100 ml	6.8
硼酸-氯化钾-氢氧化钠	把 25.0 ml 0.2 mol/L 的硼酸-氯化钾与 4.0 ml 0.1 mol/L NaOH 混合均匀,加水稀释至 100 ml	8.0
氯化铵-氨水	把 0.1 mol/L 氯化铵与 0.1 mol/L 氨水以 2∶1 比例混合均匀	9.1
硼酸-氯化钾-氢氧化钠	把 25.0 ml 0.2 mol/L 的硼酸一氯化钾与 43.9 ml 0.1 mol/L NaOH 混合均匀,加水稀释至 100 ml	10.0
氨基乙酸-氯化钠-氢氧化钠	把 49.0 ml 0.1 mol/L 氨基乙酸一氯化钠与 51.0 ml 0.1 mol/L NaOH 混合均匀	11.6
磷酸氢二钠-氢氧化钠	把 50.0 ml 0.05 mol/L Na_2HPO_4 与 26.9 ml 0.1 mol/L NaOH 混合均匀,加水稀释至 100 ml	12.0
氯化钾-氢氧化钠	把 25.0 ml 0.2 mol/L KCl 与 66.0 ml 0.2 mol/L NaOH 混合均匀,加水稀释至 100 ml	13.0

（二）pH 标准缓冲溶液

见附表15。

附表 15　pH 标准缓冲液

名　称	配制	不同温度时的 pH								
草酸盐标准缓冲溶液	$c[KH_3(C_2O_4)_2 \cdot 2H_2O]$ 为 0.05 mol/L。称取 12.71 g 四草酸钾$[KH_3(C_2O_4)_2 \cdot 2H_2O]$溶于无二氧化碳的水中，稀释至 1 000 ml	0 ℃	5 ℃	10 ℃	15 ℃	20 ℃	25 ℃	30 ℃	35 ℃	40 ℃
		1.67	1.67	1.67	1.67	1.68	1.68	1.69	1.69	1.69
		45 ℃	50 ℃	55 ℃	60 ℃	70 ℃	80 ℃	90 ℃	95 ℃	—
		1.70	1.71	1.72	1.72	1.74	1.77	1.79	1.81	—
酒石酸盐标准缓冲溶液	在 25 ℃时，用无二氧化碳的水溶解外消旋的酒石酸氢钾$(KHC_4H_4O_6)$，并剧烈振摇至成饱和溶液	0 ℃	5 ℃	10 ℃	15 ℃	20 ℃	25 ℃	30 ℃	35 ℃	40 ℃
		—	—	—	—	—	3.56	3.55	3.55	3.55
		45 ℃	50 ℃	55 ℃	60 ℃	70 ℃	80 ℃	90 ℃	95 ℃	—
		3.55	3.55	3.55	3.56	3.58	3.61	3.65	3.67	—
苯二甲酸氢盐标准缓冲溶液	$c(C_6H_4CO_2HCO_2K)$ 为 0.05 mol/L，称取于 (115.0 ± 5.0)℃干燥 2～3 小时的邻苯二甲酸氢钾$(KHC_8H_4O_4)$10.21 g，溶于无 CO_2 的蒸馏水，并稀释至 1 000 ml（注：可用于酸度计校准）	0 ℃	5 ℃	10 ℃	15 ℃	20 ℃	25 ℃	30 ℃	35 ℃	40 ℃
		4.00	4.00	4.00	4.00	4.00	4.01	4.01	4.02	4.04
		45 ℃	50 ℃	55 ℃	60 ℃	70 ℃	80 ℃	90 ℃	95 ℃	—
		4.05	4.06	4.08	4.09	4.13	4.16	4.21	4.23	—
磷酸盐标准缓冲溶液	分别称取在 (115.0 ± 5.0)℃干燥 2～3 小时的磷酸氢二钠$(Na_2HPO_4)$$(3.53\pm0.01)$g 和磷酸二氢钾$(KH_2PO_4)$$(3.39\pm0.01)$g,溶于预先煮沸过 15～30 分钟并迅速冷却的蒸馏水中，并稀释至 1 000 ml（注：可用于酸度计校准）	0 ℃	5 ℃	10 ℃	15 ℃	20 ℃	25 ℃	30 ℃	35 ℃	40 ℃
		6.98	6.95	6.92	6.90	6.88	6.86	6.85	6.84	6.84
		45 ℃	50 ℃	55 ℃	60 ℃	70 ℃	80 ℃	90 ℃	95 ℃	—
		6.83	6.83	6.83	6.84	6.85	6.86	6.88	6.89	—

名　称	配制	不同温度时的 pH								
硼酸盐标准缓冲溶液	称取硼砂($Na_2B_4O_7 \cdot 10H_2O$)(3.80 ± 0.01)g(注意:不能烘!),溶于预先煮沸过 15～30 分钟并迅速冷却的蒸馏水中,并稀释至 1 000 ml。置聚乙烯塑料瓶中密闭保存。存放时要防止空气中的 CO_2 的进入(注:可用于酸度计校准)	0 ℃	5 ℃	10 ℃	15 ℃	20 ℃	25 ℃	30 ℃	35 ℃	40 ℃
		9.46	9.40	9.33	9.27	9.22	9.18	9.14	9.10	9.06
		45 ℃	50 ℃	55 ℃	60 ℃	70 ℃	80 ℃	90 ℃	95 ℃	—
		9.04	9.01	8.99	8.96	8.92	8.89	8.85	8.83	—
氢氧化钙标准缓冲溶液	在 25 ℃,用无二氧化碳的蒸馏水制备氢氧化钙的饱和溶液。氢氧化钙溶液的浓度 $c[1/2Ca(OH)_2]$ 应在($0.040\ 0$～$0.041\ 2$)mol/L。氢氧化钙溶液的浓度可以酚红为指示剂,用盐酸标准溶液$[c(HCl) = 0.1\ mol/L]$滴定测出。存放时要防止空气中的二氧化碳的进入。出现浑浊应弃去重新配制	0 ℃	5 ℃	10 ℃	15 ℃	20 ℃	25 ℃	30 ℃	35 ℃	40 ℃
		13.42	13.21	13.00	12.81	12.63	12.45	12.30	12.14	11.98
		45 ℃	50 ℃	55 ℃	60 ℃	70 ℃	80 ℃	90 ℃	95 ℃	—
		11.84	11.71	11.57	11.45	—	—	—	—	—

五、化学实验室常用安全警示标志

见附表16。

附表16 化学实验室常用安全警示标志

标示名称	图示	标示名称	图示
疏散标志	安全出口 EXIT	疏散标志	安全出口 EXIT
禁止烟火	禁止烟火 NO BURNING	禁止吸烟	危险 DANGER 禁止吸烟 NO SMOKING
119火警电话	119 火警电话 FIRE TELEPHONE	禁止乱动消防器材	禁止乱动消防器材
消火栓	消火栓 FIRE HYDRANT	灭火设备	灭火设备 FIRE-FIGHTING EQUIPMENT
必须带手套	必须戴防护手套 Must wear protective gloves	冲淋洗眼装置	冲淋洗眼装置 A4399
必须带防护眼镜	必须戴防护眼镜 Must wear protective goggles	当心滑跌	当心滑跌 Caution,slip
必须穿工作服	必须穿工作服	必须戴安全帽	必须戴安全帽

标示名称	图示	标示名称	图示
必须戴防毒面具	必须戴防毒面具	注意防噪	噪声有害 CAUTION, HARMFUL NOISE
压缩气体	危险 DANGER 压缩气体 COMPRESSED GAS	当心烫伤	当心烫伤 Caution, scald
当心冻伤	当心冻伤	禁止饮用	禁止饮用 No drinking
高压危险	危险 DANGER 高压危险 HIGH VOLTAGE	当心腐蚀	当心腐蚀 Caution, corrosion
当心中毒	当心中毒 Caution, poisoning	当心微波	当心微波 Caution, microwave
爆炸品	爆炸品	氧化剂	氧化剂
易燃气体	易燃气体	易燃液体	易燃液体

标示名称	图示	标示名称	图示
易燃固体	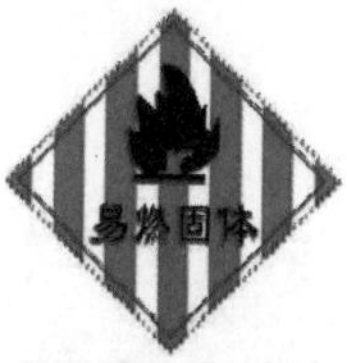	遇湿易燃物品	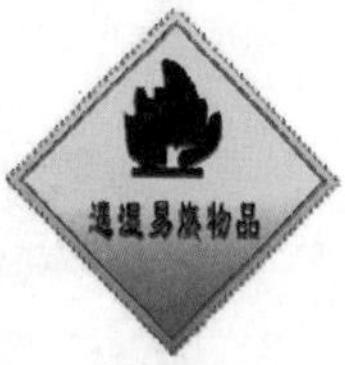
不燃气体	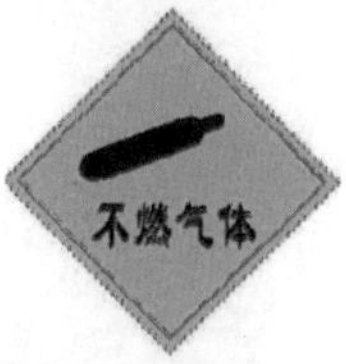	自燃物品	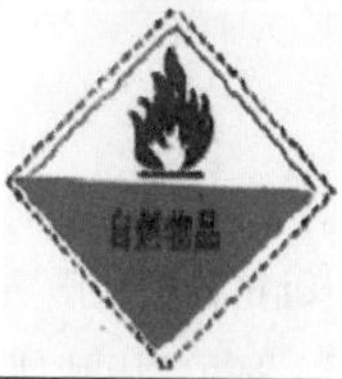
剧毒物品	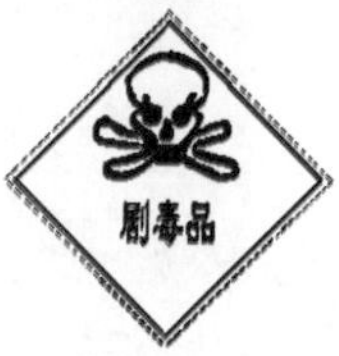	放射性物品	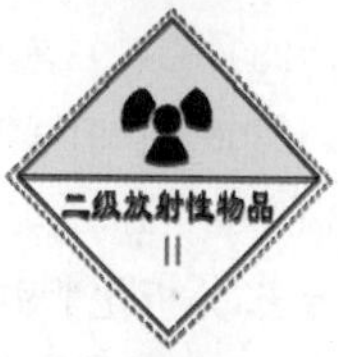
腐蚀物品	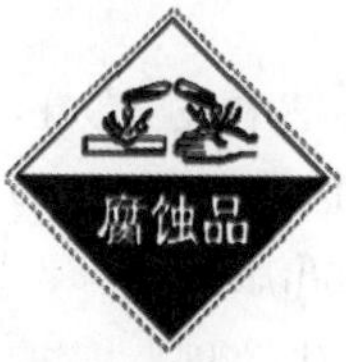	注意防尘	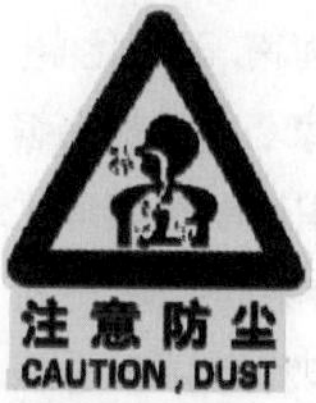
注意防尘	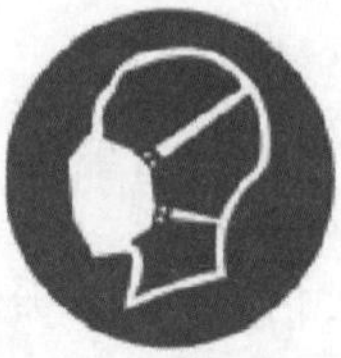	注意防尘	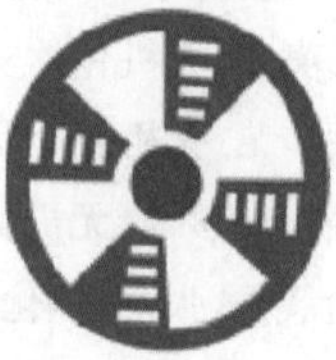
远离食品	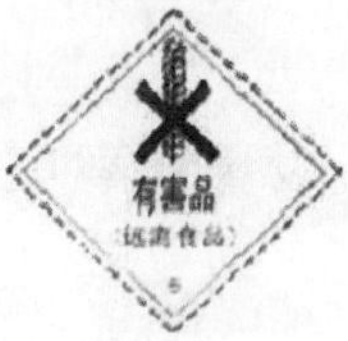	当心感染	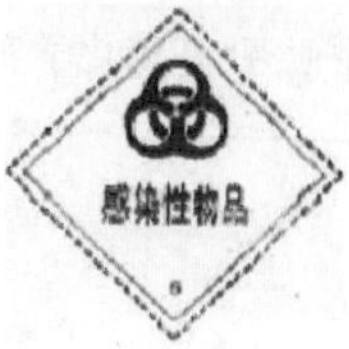
杂类	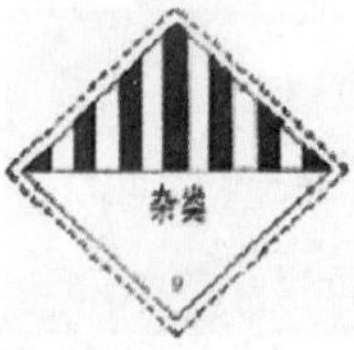		

主要参考文献

药用基础化学实训

[1] 马长清. 分析化学实验[M]. 北京:中国医药科技出版社,2002

[2] GB 12805—1991 实验室玻璃仪器-滴定管

[3] GB 12806—1991 实验室玻璃仪器-单标线容量瓶

[4] GB 12806—1991 实验室玻璃仪器-分度吸量管

[5] GB 12808—1991 实验室玻璃仪器-单标线吸量管

[6] 孙毓庆. 分析化学实验[M]. 北京:科学出版社,2004

[7] 高职高专化学教材编写组. 分析化学实验[M]. 2版. 北京:高等教育出版社,2002

[8] 宋海南. 医用化学[M]. 2版. 南京:东南大学出版社,2012

[9] 国家药典委员会编. 中华人民共和国药典[M]. 北京:中国医药科技出版社,2010

[10] 谢庆娟,杨其绛主编. 分析化学实践指导[M]. 北京:人民卫生出版社,2009

[11] 雷丽红主编. 分析化学实验[M]. 2版. 北京:中国医药科技出版社,2008

[12] 李发美主编. 分析化学实验指导[M]. 北京:人民卫生出版社,2004

[13] 王世渝主编. 分析化学[M]. 北京:中国医药科技出版社,2000

[14] 彭夷安. 无机化学实验[M]. 北京:中国医药科技出版社,2001

[15] 铁步荣. 无机化学实验[M]. 北京:中国医药科技出版社,2006

[16] 中山大学等. 无机化学实验[M]. 北京:高等教育出版社,2004

[17] 俞晨秀,张镜如. 化学"鸡尾酒"趣味实验的创设与评析[J]. 化学教学,2009,271(11):6-8

[18] 蔡自由,钟国清. 基础化学实训教程[M]. 北京:科学出版社,2009

[19] 潘亚芬. 基础化学实训[M]. 北京:化学工业出版社,2008